のんではいけない

Must not drink.

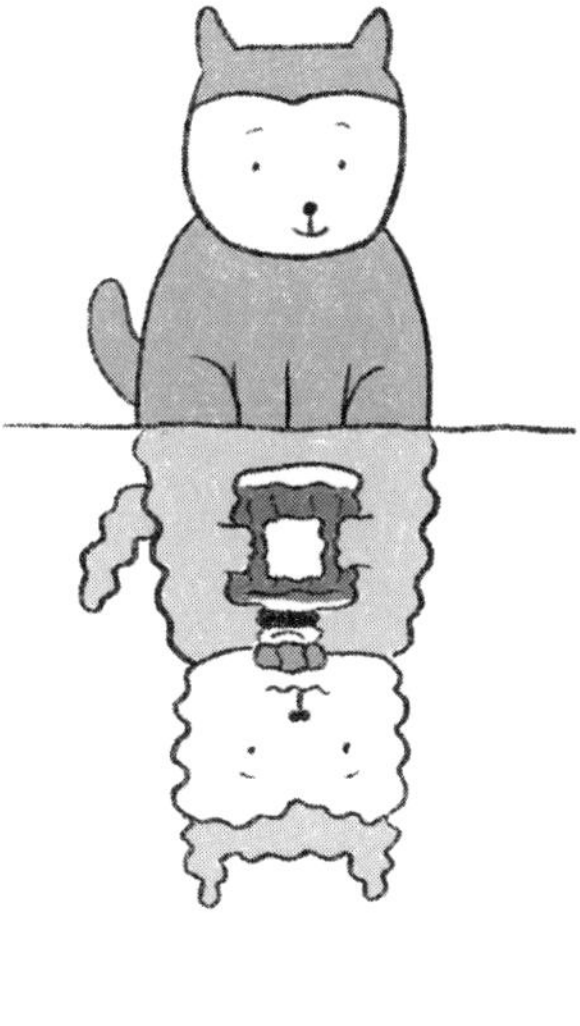

酒浸り作家はどうして
断酒できたのか?

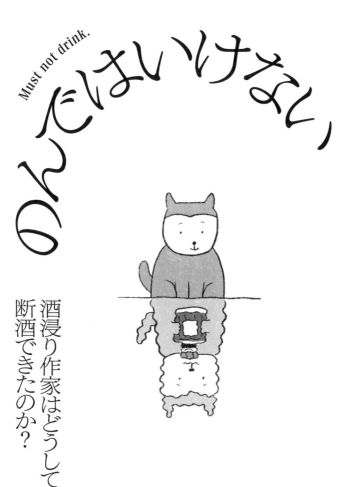

樋口明雄
Akio Higuchi

山と溪谷社

CONTENTS

アル中になりたくなきゃ酒を呑まなければいい。

――『地図のない街』 風間一輝

はじめに――

私が通っている空手道場の主席師範、T先生から聞いた話。

今から何十年も前、T先生がまだ若く、東京・恵比寿にあった大きな道場の研修生だった時代。同門の先輩弟子に、今でいう反社会勢力の幹部をやっているNという男がいた。

そのNをして「見てくれのわりに実力はたいしたことなかった」とはT先生の言葉だが、そのくせ、とにかく道場で偉ぶっては大言壮語を吐く。キレやすい男でもあったが、一方で後輩たちの面倒見は良かったそうだ。

彼らのような人種はむやみに見栄《みえ》を張る。所有する高級外車は顔が映るぐらいピカピカに磨いておかなければいけないし、手首にはロレックスを巻き、アルマーニなどの高級スーツにマドラスやベルルッティの靴、デュポンのライターといった一流ブランドで身を固める。

Nもご多分に漏れず、いかにもその世界の人間らしいキャラクターだった。

週五日の稽古《けいこ》が終わるたび、Nは後輩の門下生たちを引き連れて夜の町を呑み歩いていた。

高級クラブのボックス席に女性をはべらせては高級酒を呑み、稽古仲間の前でいい顔をするのが常だった。毎回のように午前二時や三時まで付き合わされるのでうんざりしていた者も多かったが、その代わり、勘定は必ずNがすべて払い、のみならず〝タクシー代〟といって全員にそれぞれ一万円札を渡していた。

気っぷのいい兄貴分だったわけである。

ところがT先生らはタクシーを使わず、始発電車を待っては帰宅していた。車代としてもらった一万円はそのまま〝収入〟となり、T先生たちは「おかげで無職で暮らせた」と笑っていた。そのうち、さすがにNは気づいたようで、「今度から（タクシーの）領収書を持ってこい！」といったそうだが——。

ある晩、高級スナックでしたたかに酔っ払ったあげく、Nがこんなことをいった。

「お前ら、チビチビとせこい呑み方してんじゃねえぞ」

店の女性に氷を満載したアイスペールを持ってこさせると、ウイスキーひと瓶まるごとをそこにドボドボと注いだ。

「いいか、見てろ。ウイスキーってのはな、こうやって呑むもんだ！」

そういいざま、両手でアイスペールを持ってあおり、口の端からウイスキーをこぼしながら、ゴクゴクと喉を鳴らして呑み始めた。あっけにとられて見つめるT先生たちの前で呑み干したとたん、Nは突如、白目を剝き、体をぐらりと傾《かし》がせてフカフカのソファから床に崩れ落ちた。T先生たち門下生らはそれをいいことに、さんざんその高級店で呑みまくり、明け方近くになって、意識不明のNをようやくタクシーに担ぎ込んで彼の家まで送った。

玄関先に出てきたNの奥方が血相を変えた。

「あんたたち、何やってんの。うちの人を殺す気？　すぐに救急車を呼ばなきゃダメじゃないの！」

凄い剣幕で怒鳴られたそうだ。

救急搬送された病院でNは当然のことだが――急性アルコール中毒と診断された。

見栄こそが彼らのような人たちの信念なのだ。

酒の呑み方も豪快で、毎晩のように深酒をし、ゆえに体を壊す者も多い。好んで体に彫る刺青はそもそも肝臓に悪いといわれているが、その上、ヘビースモーカー、もしや違法薬物常用者？　さらにこうしたむちゃな呑みっぷりでは長生きはとうてい望めない。


ところが近年、暴対法の制定を受けて反社会勢力を取り巻く情勢が大きく変わったため、彼らも変貌し、代紋《だいもん》を掲げて仁義を切る古風なスタイルはなくなってきた。

あくまでもふつうの会社、一般の企業を装っていて、たとえば裏で密かに〝半グレ〟のような連中を使って汚い金を稼ぎつつ、社会のグレーゾーンをしたたかに生きているようだ。

そんな中、彼らの酒の呑み方も変わってきたという証言がある。

先日、某週刊誌の元記者で、長く反社会勢力を取材していた女性とたまたま知り合いになった。彼女は一見普通の女性でありながら、臆することなく積極的に反社会勢力の取材をし、あまつさえ交流もしていた。彼らと同席して呑むことも多かったという。

「最近のヤ○ザさんたちはあまりお酒を呑まなくなったの」

驚いて理由を尋ねると、昨今の健康志向が彼らにも広まってきたためだという。取材で面談しても、会食を終えると、さっさとお開きにして帰ってしまうのだそうだ。

最近はたしかに若者の酒離れという話をよく聞くし、むろん飲酒運転に対する取締も厳しくなり、近年、酒に対する社会の情勢は変わってきたように思う。

世間の風潮を反映したように、〝反社〟の世界でも、昔のように浴びるほど鯨飲《げいいん》したり、毎晩子分を連れては派手に呑み歩くようなスタイルがだんだんとなくなってきたのだという。

「私、お酒が好きだからちょっと物足りないのよね」

そんなことを笑っていう元記者も凄いが、時流の変化には驚かされる。

悪政が続き、不況が長引き、国民負担率は五十パーセントを越えたというのに最低賃金はちっとも上がらず、かつて経済大国だった日本はいつしか本物の貧乏国へと転落してしまった。

そんな中、いっときの快楽のために金を払い、時間を使い、のみならず健康を阻害する酒というものへの逆風が吹き始めた――というふうに私は受け取った。

そのうちに煙草同様、酒をたしなむことに関しても肩身が狭くなる時代がくるのではないか。たまに昭和の時代の古い映画を観ると、驚かされる。

俳優たちは画面の中で当然のように煙草をふかし、あるいは酒を呑んで酔っ払う。小説もそうで、とりわけハードボイルドなどの探偵小説の主人公はストイックなスタイルで洋酒をあおり、また当然のようにヘビースモーカーだったりする。それが男らしく、かっこいいといわれた時代であった。

あの頃は電車の中に灰皿があったし、居酒屋に入れば、店内いっぱいに煙が充満していた。副流煙の被害云々《うんぬん》などといわずに、他人が吐き出した煙をいやでも吸いながら、われわれはそこで生きてきた。

二〇〇三年にＷＨＯ（世界保健機構）が「たばこ規制枠組条約」を成立させると、それに同調するように嫌煙ブームがグローバル単位で巻き起こり、意識改革が始まった。喫煙者は屋内から追い出され、往来でも吸えなくなり、とうとう壁に囲まれた小さなブースの中に集まって、肩身の狭い思いをしながら煙をくゆらせるようになった。

今や煙草臭いおっさんは明らかに敬遠される。

酒に関しても、少しずつ同じ状況になりつつあるようだ。

欧米では暴力事件など人心の荒廃があった背景から、飲酒はだんだんと社会の片隅に追いやられている。多くの諸外国では酒のCMは皆無だし、外飲みが禁止となり、ホームレスがウイスキーを紙袋に隠して呑む姿すらもめったに見かけなくなったという。あるいはイスラム教やヒンドゥー教のように飲酒自体を禁じている宗教もある。

ところが我が国においては、いったいどうしたことか。街を歩けばビールや缶酎ハイの自販機があちこちにあるし、真っ昼間に往来でプルトップをぷしゅっとやって酒をあおっても逮捕されることはない。

テレビを点ければ酒造メーカーのCMが流れ、美男美女のタレントたちがいかにも美味しそうにビールやウイスキーを呑んでいる。

花見と称しておおっぴらに外飲みができるという、この東洋の片隅にある小さな島国は、海外の酒呑みたちにとってはまさに天国らしく、それを目的にわざわざ海を越えてやってくる人々がいるほどだ。

事情や理由は後述するが、この国はとかく酒に関して寛容である。

一方で若者たちの酒離れ、若手社員は酒席への付き合いが悪いなどといった昨今の風潮は、そんなこの国の酒呑み社会の中での小さなレジスタンスなのかもしれない。健康志向とはいえ、あくまでもそれは静かな流れ。国民の多くが自分の健康と長寿を考え、飲食に気遣い、断酒や節酒を始めているわけではない。

だとしたら、いったいどういうことか。

やがて煙草同様、飲酒も社会の隅へと追いやられていくのではないか。

私はアルコール依存症だった

私はいわゆる小説家だ。かれこれ三十八年、この業界の片隅にいる。

若者向けのライトノベルからスタートして、大人向けのミステリやハードボイルド、冒険小説を書いてきた。今は山岳小説がメインステージとなっている。

二十五年前に都会暮らしを切り上げて、山梨の八ヶ岳《やつがたけ》と南アルプスに挟まれた辺鄙な土地に移住した。

私の作品の中には酒がよく出てくる。大酒呑みの登場人物も少なくない。というか、記憶にあるかぎり、呑めないとか下戸な登場人物はめったに出てこなかったはず。それはもちろん作者自身が酒呑みだったからだ。

『武装酒場』（ハルキ文庫）なんていう、酔っ払いばかりが登場するスラップスティック小説もある（白状すると、私はこれを泥酔しながら書いていた。それが呑兵衛たちの共感を呼んだのか、未だカルト的な人気があるらしい）。


ここで早々に白状するが、かつて私はアルコール依存症だった。

昔でいえばアルコール中毒（アル中）である。

毎日の晩酌が楽しみで、酒のない人生なんてつまらないし、想像もしたくないと思っていた。依存症は酒に強い人間がなるといわれるが、まさに私がそう。呑んでも変わらないとよくいわれ、どこかそれを得意がっていたふしがあった。

毎日のように深酒をし、休肝日はほとんどなかった。

かつて林芙美子は著作『浮雲』で「屋久島では、ひと月に三十五日、雨が降る」と表現したが、同じいい方をすれば、「私は一日に二十五時間も呑んでいた」のだと思う。

そんな私が今は断酒をしている。はや三年を過ぎ、もうすぐ四年目だ。

まだ四年……なのかもしれない。

が、この先、死ぬまで酒を口にすることはないだろうし、今の自分の状態を思えば寿命が続くかぎりは初志貫徹できそうな気がする。

意志が強いんだねなどと、よくいわれるが、理由はいろいろある。

かれこれ四十年以上、ひたすら呑み続けてきた。それも尋常でない飲酒量で、まさに〝来世のぶんまで呑んだ〃と、よく冗談でいったものだが、それはけっして大げさでも何でもない。日々、酒漬けにしてきた自分の身体の細胞が、断酒以来四年で新しい細胞にすっかり入れ替わったはずだ。

二十五年前に禁煙したときも同じことを思ったが、せっかくきれいになった肺や肝臓を、二度とニコチンやアルコールの毒素で汚したくない。さすがに自分の目で見たことはないが、いま私の腹の中に収まっている愛すべき肝臓は、きっと一点の曇りもなく磨き上げられたガラス工芸品のように美しいのではあるまいか。

人生残すところあと少しという場所で思い切って断酒をし、まさにこの儀礼を通して現在の健康な心と体を手に入れたのだから、これは神の思し召しというか、生まれてこの方、最大の幸運ではないかと思う。

依存症は脳の病気であり、一度かかると二度と健常な状態には戻らない。あとはそのまま呑み続けて悪化の一途をたどるか、あるいは途中のどこかで勇気をふるって引き返すか。その二者択一だ。

とにかくこの先、死ぬまで酒を呑まないと宣言しているわけだし、それが四年以上も続いてくれた今、そろそろ断酒をするに至った自分の人生をあらためて振り返るのもいいだろうと思った。またこれを書くことによって、自分がこの先ずっと断酒を続けますという、世間に向けての宣言あるいは誓いとなる。

こんな本を出しておいて、あるとき気づいたら酔っ払った作家に戻ってましたってんじゃ、恥ずかしくて、他人様に顔向けできない後期高齢者となってしまう。


酒呑みといっても、おおまかに分けて二種類いると思う。

酒を純粋に嗜好品としてたしなむタイプ。そういう人はたとえば食前酒を楽しみ、食事を摂りながら、箸休めのように少々のお酒を堪能する。そして当然であるが、食事の終了とともに飲酒も終わる。

一方、酔いたいがために呑むタイプもいる。

こちらは酒を味わうというよりも、酒に酔って心が軽くなったり浮かれたりするのを目的に呑む。そういう人の多くは食事が終わっても呑み続け、というか、食後は酒がメインになって、つまみをともにいつまでも呑み続ける。

依存症になりやすいのは、もちろん後者のほうだ。

酒と仲良く付き合うことができればまだしも、自分で呑んでいるつもりが、実際は酒に呑まれている人が少なからずいる。こんなタイプの人がアルコール依存症への道をたどるのである。

かつての私がそうだったし、もしかするとこの本を手にされたあなたも、同じ不安を抱えておられるのかもしれない。

私はアルコール専門の医者でもないし、医療専門のライターでもない。だから、酒がいかに人間の身体を害する合法麻薬であるかとか、どんな仕組みで肝臓を破壊し、脳を萎縮《いしゅく》させるかとかをあれこれと詳細に書いても仕方ない。そういう立派な本は、世の中に山ほど出回っているし、今はネット動画などでもこの分野を専門とする権威たちの話をいくらでも聞くことができる。

だいいち説教臭い本は書きたくない。

かつての私のように、日々、習慣飲酒を続けている人間は、他人の説得や説教に対して頑なに耳を貸さないものだ。自分が呑むことを正当化しようとするからである。カナダの精神科医エリック・バーンがいった有名な言葉のように、〝過去と他人は変えることができない〟のである。

この本を書くにあたって、いろんな資料——つまり断酒本といわれるノウハウ、ハウトゥー、エッセイなどをあれこれと読んでみた。

中には説教臭くて不快なものもあったし、ガチガチに堅苦しい文章で書かれた専門書みたいなものもあった。

それらとは一線を画した、自分にしか書けない過去と未来を、一冊の本にまとめてみようと思ったのが執筆の動機だ。

　小説家という、ちょっと特殊な職業に就いている私自身の、酒に関するさまざまなエピソードを思い出し、自分の飲酒遍歴を恥ずかしくも開陳し、それがどうしてきっぱりと断酒をすることになったのか。あるいはどうやって断酒に成功し、その結果、どんなことが自分の身に起こったのか――などといった話を、なるべく読者のみなさまの好奇心を引きつけ、興味を持って最終ページまでお読みになれるよう、あちこち寄り道しながら綴っていこうと思う。

　本書を手に取られたみなさんは、そろそろ酒もやめたほうがいいかなあと思っていたり、なんらかの理由で節酒、あるいは禁酒をスタートし、どうやってそれを維持していこうかと悩んだりしている方々が多いのではないか。あるいはたんに面白そうだから、ちょっと他人の人生を覗いてみようという動機によるかもしれない。

　これはストレートな断酒本ではない。

が、読めば飲酒と断酒の大きな違いをわかっていただけると思う。

ちょっとしたユーモアエッセイを読むつもりでお楽しみいただければ嬉しい。

ゲラゲラと笑ったり、ときには少し怖くなったり、そうして読了後、自分もちょっと酒を控えてみようとか、断酒とやらに挑戦してみようかななどと思っていただける――そんな本になれば、作者としてもこの上ない歓びであります。

　どうか最後までお付き合いいただけますように――。

Chapter 1

都会で呑む

「ピアノ弾きの泥酔《でいすい》野郎。どうせ俺の姿も二重に見えて、銃の狙いもろくに定まらねえはずだ」
「銃は二挺ある。それぞれに一挺ずつだ」

——映画『トゥームストーン』　ジョルジュ・P・コスマトス監督

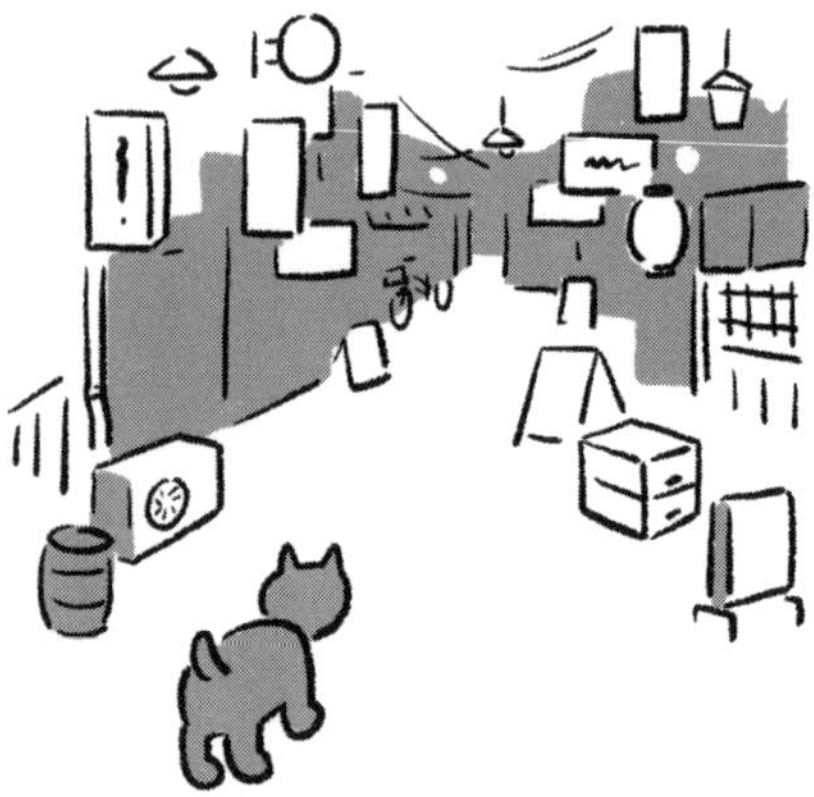

さすがに時効だろうから告白するけど、酒を呑み始めたのは子供の頃からだ。

小学二、三年生の頃、冠婚葬祭などで集った親類縁者らの前で日本酒をちょいとばかりお猪口でクイッとやってみせたら、やたらと周囲に受けたので、いい気になって呑んでいた。調子に乗った大人たちにかなり呑まされたこともあったが、顔が赤くなるとか、ハイになるとか、そんな記憶はない。とはいえ、これは飲酒というよりも、子供の遊びみたいなもので、それで大人たちから認めてもらえたような気がした。

私の父は晩酌で日本酒やウイスキーをたしなんでいたが、多少酔っ払うことはあっても、我を失うような呑み方を見た記憶はない。アルコールに強い体質だったのだろう。ただむやみに饒舌になって自慢話を繰り返し、うるさくしゃべり続けるのにうんざりして、父が便所に立った隙にウイスキーの水割りのグラスに麦茶を注いでやったら、「旨い酒だ」とのたまいながら、まったく平然と呑んでいた。

私が都内の大学に通うようになった直後、山口県岩国《いわくに》市に帰省したとき、つまらぬことで父と口論となった。「出て行け」「出て行ってやる」の言葉の応酬で家を飛び出して東京に戻って以来、けっきょく仲違いのまま、再会することなく死別した。

だから私が成人しても、父とともに酒を呑むことはなかった。

大学時代はサークルの新歓コンパでさんざん呑まされたし、日常的に酒に親しむようになっていった。〈村さ来〉とか〈養老乃瀧〉とか、貧乏学生が呑める格安の居酒屋がとにかくありがたかった。

アパートの四畳半の部屋に学友の野郎ばかりが集まっては、ビールやウイスキーを呑み、莫迦みたいに騒ぎ、雑魚寝をした。

大学一年の夏休み。配送会社の梱包作業のアルバイトで稼ぐようになり、当時、高価だったSONYのベータマックスのビデオデッキを買ったのは憶えているが、あとはほとんど呑み代に消えていったのではなかろうか。

そんな大学生活を送るうちに、だんだんと体が酒になじんでいった。

友達と莫迦騒ぎをして呑み過ぎた朝、トイレに駆け込んで吐いたことは何度もあるし、頭が痛い、むかつくなどの宿酔も数え切れない。が、私はまだまっとうなほうで、周囲には酔って街路樹に登ったり、自販機を蹴飛ばすなどの奇行に走る奴もいた。

私自身は、人格が変わって他人にからんだり、汚言を吐いたり、狼藉に及んだりしたことはいっさいなかった。その頃から、お前は酒に強いなんていわれることがあって、内心ちょっと嬉しかった。

たしかにベンチや道端で寝転がったり、店や電車、タクシーの中で汚物を噴射したり、プラットホームや側溝から転げ落ちたり、他人にたちのわるい絡みかたをしたり、人を傷つける汚言を吐き散らしたりといったことは絶対になかった。

それはひとえに父に似て酒に強かったからだ。


ただ——若い頃、大きな失敗が二度あった。

一度目は十代の終わりに初めて大酒を呑んだときのことだ。

予備校の夏期講習で上京し、予備校生たちの短期寮にあった部屋に何人かで集まり、日本酒を呑みながら放歌高吟、好きなアイドル歌手の名を絶叫しながら、したたかに呑み続け、気がつくと意識を失っていた。

翌朝というか昼近く、すさまじい不快感と胃のむかつきで目を覚ますと、なんとまあ、一升瓶を抱きしめたまま寝ていて、布団には嘔吐でおびただしく汚れた跡があった。

ベッドから下りるのに難儀したし、ふらつきながらトイレに行くにもひと苦労だった。一時間おきぐらいにトイレに入っては下痢に嘔吐。ずっと頭痛と気持ち悪さに悩まされ、よろりと洗面所に立てば、ゾンビのように青白く、げっそりと肉が落ちた自分の顔があり、虚ろな目が鏡越しに見返してきた。

三日酔いをしたのは、そのときかぎりだ。いや、もしかしたら四日間ぐらい寝込んでいたかもしれない。

それからしばらくは、酒を見たり、匂いを嗅いだりするだけで気持ち悪くなった。少ししてビールぐらいは呑んだかもしれない。だんだんと洋酒も呑めるようになったが、三日酔いの原因となった日本酒だけは、それから半年ぐらい見るのもつらかった。

二度目の失敗は、たしか大学四年頃。ぼったくりバーと知らずに独りで入ってしまったときだ。その頃、新宿界隈で独り呑みをするようになって、いろんな店に行った。酒の酔いや味よりも、呑み屋という空間にひとり入り浸ることが快感になり始めていた。

仲間とつるんで行くと、どうしても会話が中心になり、酒場の空気感を味わうことができないのである。

場末の一杯呑み屋や立ち呑みの店。どっちかっていうとこぢんまりとした場所が好きだった。やがて歌舞伎町やゴールデン街などの常連となった。たまにオカマバーに入るとやたらとモテて、困りながらもなんだか嬉しかった。

ある日、雑居ビルの上の階にある見知らぬ小さな店にふらりと入り、厚化粧で無愛想なママとカウンター越しに向き合って呑んでいるうち、ふといやな予感にとらわれた。

いつまで経っても客は自分ひとりだし、たまに裏口のようなドアから、ガタイが良くて人相の悪いお兄さんが、用もないのにこれみよがしに出入りする。しかも暗くて怪しげな店の雰囲気などからして、もしやここはいわゆる〝ぼったくりバー〟じゃないかと思った。

早々に勘定を払おうとすると、案の定、貧乏学生が払えないほどの高額をしれっと請求された。おまけにあの怖そうなガテン系のお兄さんが腕組みをしながら、出入り口に背中をつけて立っていた。

そんな大金は持ち合わせがないと首を振ると、お兄さんがやってきて銀行のキャッシュカードを出せという。

ほろ酔いが一瞬で醒めた。どうしようかと逡巡したあげくトイレの場所を訊いた。

お兄さんが不機嫌な顔で、狭い階段を上ったところにある小さな便所に私を連れて行ってくれた。きっと扉の外で見張っていたと思う。

心底恐ろしかったし、依然として頭の中がパニック状態だったが、ふと思いついて個室の小さなサッシ窓を開けると、ちょうど手が届くところに雨樋のパイプが壁に沿って地面まで下りていた。

見下ろすとずいぶん高い。たぶん五階ぐらいだ。

狭い窓から無理に身を乗り出し、パイプを摑んだ。意外に行けそうなので、這い伝って下りた。店にバッグを残してきてしまったが、たいしたものは入っていなかったし、さいわい財布も身分証の類いも身につけていた。

地上に降り立つと、振り向きもせずに路地を駆け抜け、新宿駅に向かってそのまま走ったのを憶えている。

今にして思えば、やはり酔っていたからそんなことがやれたのだろう。

実はこの話、後日譚がある。

ある日のこと。酔った男性が新宿某所の雑居ビルから転落して死亡したというニュースを、たまたま新聞記事の片隅に見つけて読んだ。詳しい場所や店の名は書いていなかったが、ぼったくりから逃れようと雨樋のパイプを伝って下りようとしたところ、それが壁から外れたために転落したと記事にあった。

かっこいい生き方に憧れて

洋酒、とりわけバーボンが好きだった。

四十から五十度ぐらいの強い奴をオン・ザ・ロックで呑んだし、ときにはストレートでもクイッとあおっていた。

当時、流行っていたハードボイルド小説や映画がお気に入りだったせいだ。

私は単純に主人公に惚れ込むと耽溺《たんでき》し、生き方やスタイルを真似したくなる。『長いお別れ』

『さらば愛しき女よ』の探偵フィリップ・マーロウが〈フォア・ローゼス〉を愛飲したと知れば注文し、お気に入りの映画『処刑遊戯』で一匹狼の殺し屋を演じた松田優作が〈オールド・クロウ〉を呑んでいるというので、ボサボサ頭にし、夜だというのにサングラスを掛けてはグラスを傾けていた。

今にして思えば、恥ずかし過ぎる話だが、そんななりきりな私が、やがて自分で物語を生み出す仕事に就いたんだから、動機として悪くはなかっただろう。

とはいえ、それなりに歳を取った男ならともかく、青臭さが抜けぬ二十歳そこそこの若造が、松田優作のおどけた芝居はともかく、いくらハンフリー・ボガートやエリオット・グールドやロバート・ミッチャムの真似をして渋く格好つけようとしても、端から見れば滑稽以外のなにものでもなかっただろう。

学生時代からあまりものを持たず、引っ越し魔で、世田谷、目黒と身軽に転居してきて、目黒区大岡山《おおおかやま》では四年ぐらいアパート暮らしをしていた。近くには東京工大があって、学生相手の安い店があった。

その頃、自分が所属していたサークルで〝クーデター〟を起こそうともくろみ、見事に破れて周囲から見放されていた。すっかり孤独におちいった自分は、寂しさを紛らわすために、夜になればバーボン片手に自堕落な呑み方をした。

どんなにつらい日々であっても自己流をあくまでも貫き、孤高のスタイルこそがかっこいい生き方だと信じ切っていた。

社会人になり、出版業界の片隅で雑誌記者みたいなことをやった。大手出版社の下請けの編集プロダクションで、テレビ雑誌の取材や編集を担当していた。

その日の仕事が終わると社の仲間で呑みに行った。新宿の裏町でハシゴ酒をし、朝まで呑んでそのまま出勤なんてこともあった。

当然であるが、酔いが残ってろくに仕事ができず、事務机に突っ伏して寝ていたことが何度もある（机を並べていた同僚の男性は、あくまでもニコニコしながら「トイレでちょっと吐いてきまーす」とオフィスから出て行き、それきりなかなか帰ってこなかった）。

たかが二年あまりの会社員生活だったが、妙に濃い二年だった。社会一般の常識から出版業界におけるハードな生き方までここで学べたし、今もそれが大事な基本になっている。

個性的な同僚が多く、のちに私と同じく作家になった者もいた。

学生時代は安アパートに住んでいたが、社会人となり、一定の収入が入るようになると、憧れのマンション暮らしをしたくなって、都内あちこちで物件を探した。かつての木造モルタルの安アパート（それもボットン便所だった）から、家賃が倍もかかるマンションに居を移せたのは、安月給にもかかわらず、やはり独身だったことに尽きる。しかしその頃になると、ひと月にかかる酒代はかなりのものになっていたはずだ。

そんなこんなで、すっかり呑兵衛となっていた自分にとっての終着地である街に、ついにたどり着く。

阿佐ヶ谷《あさがや》である。

阿佐ヶ谷・木菟・ジェリー

東京都杉並区阿佐ヶ谷。

住所の上では阿佐谷と表記するが、やはりここは親しみを込めて阿佐ヶ谷と書きたい。

ＪＲ中央線と地下鉄丸ノ内線の沿線にあり、都心に近い場所らしくビルが建っていたり、かと思うと、意外なところに下町の風情がぽつんと残っていたりもする。

今やこの街の名前を芸名にしたバラエティ系のタレントですっかり有名になってしまったが、当時、中央線阿佐ケ谷駅周辺には呑み屋通りが多く存在し、小粒で個性的な店が狭い横丁にひしめき合っていた。

一説によると、ひと区画にこれだけ多くの呑み屋が集中する場所は他にないなどといわれていたが、さすがに眉唾だろうと思う。が、そんな話がまことしやかに口にされるほど、実際、阿佐ケ谷駅周辺には居酒屋やバーなどが多く、いずれも庶民向けで、気の向くまま、ひとりで入れる店ばかりだった。

やけに埃っぽい中央線のガード下に、小さな居酒屋〈木菟《みみずく》〉がぽつんとあった。地味で目立たず、今どきの若者たちなら興味も向けず、前を通り過ぎてしまうだろうたたずまい。駅周辺にひしめくあまたの呑み屋の中、決して脚光を浴びることもなく、その店は地味に存在していた。

頭上を列車が通過するたび、高架全体が崩落しそうなほどに轟音が響く。そんな狭苦しく、小便臭い猥雑な空間にあって、モノトーンの意匠の中に埋没しそうな感じで溶け込んでいた。昏《くら》く、今にも消えそうな袖看板の白い光と、藍色に染め抜かれた中に切り絵風の猛禽が描かれた暖簾《のれん》をくぐり、その向こうにある磨りガラスの引き戸をガラリと開けば、寂しく人生を送る男や女が、ほっとつかの間の安息を得ることができる、そんな店だ。

阿佐ヶ谷にかつて暮らしていた作家仲間から教えられ、たまたま前を通りかかった折、話の種にちょっと覗いてみるかと、この店の暖簾をくぐった。

壁際にテーブル席がふたつ。あとは手作りの吊り提灯が並ぶ下に、古めいた大きなL字のカウンターが土間にどっしりと陣取っていた。奥の壁には小さなポータブルテレビが棚に載って、ナイターを放送していた。

開店早々だったのか、まだ他に客はいない。

カウンターの向こうには、奇妙な風体の店主が、眉間に皺を刻んだしかめ面で立っている。

一度見たら忘れられない容貌だった。

無国籍という表現が似合いそうな、日本人だかガイジンだかわからない独特の顔。時代遅れのスタジャンをはおり、冬場なのに素足にサンダル履きだった。

「おめえ、何呑む?」

カウンターに向かって座るなり、唐突に伝法言葉で訊かれ、私は驚いた。

「とりあえずビールを……」

「何いってんだ。ここじゃまず焼酎だ」

まだ日没前だというのにすでに主人はすっかり酔っ払っていた。これでは宵の口ならぬ酔いの口である。

彼は旧式のガス湯沸かし器の斜め上にある棚から、焼酎の一升瓶を無造作に摑み、グラスの半ばほどまで注いだ。次に冷蔵庫の扉を開けて、取り出したポットから濃い色をした茶を注ぎ足した。それを混ぜもせずに私に突き出してきた。

「おめえ、ここは初めてだろ? だったら、こいつは奢《おご》りだ」

ドンとカウンターに置かれたグラスを恐る恐る手にして、私は口にした。焼酎でドクダミ茶を割ったものだった。意外に口当たりがいい。

「どうだ」

「美味しいです」

店主は眉根を寄せ、片目をヒクヒクとさせていた。目がどうかしたのかと思ったが、どうやらウインクのつもりらしかった。

それにしてもと、あらためて店内を見回す。煤《すす》けた窓や板壁。旧式の冷蔵庫。炭火の焼き台にボロボロの団扇《うちわ》。「ココデス」と書いた板がドアに斜めに打ち付けられた便所。すべてがなんとも古めいていて、独特の味わいがあった。昭和という当時の時代を体現するようなレトロな空気がここにはあった。

高架上を快速電車が通過すると、ガタガタと地震のように店が揺れ、天井から埃が降ってきた。

壁に貼られたメニューを見れば、瓶ビールに日本酒、焼酎。ツマミの品目が並んでいるが、何を注文しても、「できねえ」という。だったら何が出せるのかと訊いたら、店主は黙ってシソ巻きのつくねを炭火に載せ、団扇であおぎながら焼き始めた。

カウンターの端で焼酎のお茶割りをすすっていると、表の暖簾がふわっと躍り、引き戸が開き、常連客らしい男たちが陽気にしゃべりながら店に入ってきた。いずれも私に並んでカウンターにつき、店主は彼らに黙々と焼酎のお茶割りを作っては出した。

新参の私も、いつしか客たちの会話に入っていた。

お代わりを何度か頼んでいるうちに、すっかり酔いが回ってきて、もう何年もここに通っているなじみのように、他の客たちとはしゃぎ、笑い合っていた。

そんなこの店独特の空気――これは居心地の良さだろうか、それともある種の毒気か――にとりこまれて、私はそのまま当たり前のように朝まで呑んでいた。決まった閉店時間がなかったのである。

この〈木菟〉の店主の渾名《あだな》は〝ジェリー〟といった。

常連客からは親しみを込めてジェリーさんと呼ばれたり、呼び捨てにされたりもしたが、向島の生まれで生粋の江戸っ子のくせして、どこかガイジンっぽい国籍不明なマスクによく似合った渾名だと思った。

昭和世代だったら憶えているかもしれないが、その昔、時代劇などに出ていたアクの強い俳優、ジェリー藤尾に由来するとも、あるいはハリウッドの喜劇役者ジェリー・ルイスから来ているともいわれていた。

聞けば、もとは役者をしていたというし、若い頃の写真を見ると、たしかに今でいうイケメンだった。

東京の下町ッ子は「ひ」の発音が苦手で「し」となってしまうという。だからか、私も「ひぐち」ではなく、「しぐち」と彼に呼ばれた。

しかめっ面をしながらジェリーがいう。

——おう、しぐち。もう一杯行くかい？

こうして、いつしか私は常連客のひとりとして、翌日も、その翌々日も、店の暖簾をくぐるようになっていた。

〈木菟〉ではもっぱら焼酎のお茶割りを呑んだ。

何しろこの店、メニューが少ない。日本酒、焼酎、ビール。その三つが、壁に貼られたお品書きに揮毫《きごう》してある。もちろんビールは生なんかなく、アサヒの黒ラベルだけだ。しかも客が勝手に冷蔵ケースから取り出し、自分で栓抜きを使ってポンとやる。店主ジェリーは黙ってグラスを出す。

ツマミや料理も十種に満たない。というか、常連客が「何か作ってくれ」と注文すると、ジェリーは酔眼で顔を小刻みに揺らしながらフライパンをふるい、あるいはつくねのシソ巻きやネギマの串を炭火の上に並べる。

つまりこの店の価値は酒やツマミ、料理を舌で味わうのではなく、ひたすら酔っ払うために存在していた。

先に書いたように、酒の呑み方には二種類あって、美酒を味わうタイプと、ただ酔いたいがために呑むタイプ。私は間違いなく後者であり、とにかく安く呑めて手早く酔っ払えたらそれでいい。

あとはとことんくだらないジョークや時事の話題、仕事の不満をぶちまけたり、思い出話を自己満足で語り、かなうはずもない未来を熱く語ったりもした。

店主のジェリーのみならず、客の多くが実に個性的で、さまざまな職種の老若男女がここに出入りしていた。

私のような小説家、漫画家、イラストレーター、デザイナー、編集者、新聞記者、歌手、俳優、武道家、書道家、プログラマー、カメラマン、大工、美容師、肉屋、造園業。もちろんふつうの会社員、自営業、無職や、職業不詳の人物も多く、いずれもそろって個性的なキャラクター、明るく人なつこい者ばかりで、自然に会話が弾む。

こうしたさまざまな人種、極め付きの変わり者ばかりが狭い店に集まり、さながら百鬼夜行《ひゃっきやこう》のごとき酒宴を繰り広げていたのだから、これははまらないほうがおかしい。

たしかに阿佐ヶ谷という街には、なぜか個性派、変わり者が多かった。そういう連中が集まってくる、一種のねじれたパワースポットだったのだろうと思う。

昼間はなぜか、彼らをほとんど見かけない。

いや、もしも道ですれ違ったとしても、あまりにも顔が違うから、それと気づかなかったのかもしれない。そんなスーパーナチュラルなキャラクターたちが、宵の口から日没にかけて、満月に照らされた狼男のごとく正体を現し、駅周辺のあちこちの店に出没するようになる。

その中心的存在が居酒屋〈木菟〉だった。

それにしてもみんな、よく酒を呑む。ビールに日本酒、定番の焼酎のお茶割り。グラスが空になれば、すかさずお代わりを繰り返してチェーンスモークならぬチェーンドリンク。午前様になる前に、みんなベロンベロンになってしまう。

店主ジェリーには独特の仕種があって、片手を前に何度も突き出すポーズをとり、繰り出す決まり文句は「グズは嫌《きれ》ぇだ」、あるいは「ゆっくりゆっくり」「みんな友達」の他、「好き勝手やんな」というのがあった。

深夜になれば決まって本人が酩酊し、まっすぐ立てない状態だから他になすすべもなく、客の私たちがカウンターの中に勝手に入って、酒を作り、冷蔵庫を開けては料理をしていた。ときには近くのコンビニまで食材を買い出しにいったりもしていた。

この街での呑み方はハシゴが基本だった。

私の場合、〈木菟〉に始まり〈木菟〉に終わるという円環型のハシゴ酒。たとえば夕刻の開店時間に〈木菟〉の暖簾をくぐって瓶ビールを一本空けると、荷物をその場にデポ（残置）し、財布だけをポケットに入れて他の店に行く。

ガード下からさまよい出ると、スターロードと呼ばれる、こぢんまりとした呑み屋横丁に流れていった。〈ラジオ屋〉〈クヨクヨハウス〉〈あるぽらん〉〈叶夢《とむ》〉〈鈍我楽《どんがら》〉〈おでんや米久《よねきゅう》〉。オカマのヨシコさんがやってた〈山路《やまじ》〉や、いつも朝までやってる〈暖流〉。

あちらで呑み、こちらで呑みしてから、午前二時を回った頃に、また〈木菟〉に戻ってくる。その頃になれば、ちょうど他の店々でできあがった酔客たちが集まっていて、さらにエンドレスな酒宴がリスタートするというパターン。

中にはダウンしてカウンターに突っ伏す者もいるが、たいていは一時間もしないうちに復活し、ふたたび会話に参加してきた。

店主のジェリーもよくうたた寝をしていたが、尿意で起きるらしく、「ココデス」と扉に書かれた便所に入り、開けっぱなしのままドボドボと音を立てて放尿し、「うむむむ」と唸り声を上げながらカウンターに戻ってくるのだった。

乱痴気騒ぎをエンドレスに繰り広げているうち、いつしか窓の外は明るくなり、鳥のさえずりが聞こえてくるのである。そんな時刻になって、ようやくお開きとなる。

時刻は午前七時を回り、世間様はまさに朝である。

私たちは酔眼と寝ぼけ眼の入り交じった顔で、暖簾を外して店に引っ込め、掃除を手伝ったりしてから、表に出て錆びたシャッターをガラガラと下ろす。

互いに酩酊した相貌《かお》を見合わせ、ちょっと気まずい笑顔を向け合いながら「おやすみ」の挨拶。

店主ジェリーも、瞼が重たげに垂れた目でこちらを見ながら、

「おう、しぐち！　また、好き勝手やんな！」


駅前から私の住むマンションまで歩いて二十分。その行程がつらかった。

つらいといっても、足がもつれるとか、酔って息が切れるなどではない。ちょうど七時を回って出勤途中の人々とすれ違うのが心苦しいのだ。

さわやかな髪型と溌剌《はつらつ》とした顔で、靴音高く足早に歩くサラリーマン。ぴっちりしたスーツにタイトスカートで、化粧もばっちり決めたOLたち。明らかに私と別世界の住人たちである。

彼ら、彼女らに白い目で見られながら、住宅街の道を反対方向に酔歩蹌踉《すいほろうそう》。

（――私は酔ってなんかいない。素面で歩いてるのだ！）

そんなことを心の中で叫びながら、無理に背筋を伸ばし、軽やかな足取りを装って歩いているつもりが、傍から見れば、危なっかしく足がもつれ、蛇行しながら歩いていたのだろう。

だいたい、朝っぱらから酒臭い息をプンプンと臭わせ、瞼は重たげに垂れ落ちているのだからバレバレもいいところだ。そうして社会の一般人たちは、こわごわとした視線をこちらに投げ、あるいはことさらに目を逸らし、私を遠巻きに避けるように駅方面へと早足で去ってゆくのである。

やっとたどり着くマンションの部屋。靴を脱ぐももどかしく、シャワーどころか、着替えもせずにベッドに倒れ込み、午後まで爆睡。

単純計算でも十二時間以上は呑み続けているわけだから、飲酒量も半端じゃない。目を覚ますと宿酔。それもかなりへビーな奴だ。

頭痛薬を飲み、水をがぶ飲みしながら原稿を書く。

ところが書斎にしていた部屋のアルミサッシの窓越しに、ビルの谷間の空がそろそろピンク色に染まり始めると、不快感は嘘のように消え、空腹すらおぼえてくる。そしてまたあの店――〈木菟〉の埃っぽい袖看板の光と紫の暖簾が恋しくなる。

私の肝臓はきっと底抜けに強かったのだろう。一般人が摂取できる何倍ものアルコールを受け入れ、それを見事に浄化して、もとの元気な身体を再構築してくれる。

もっともそれは若い頃の話。そのツケがあとになってまわってくるとは、そのときは想像すらしていなかった。

今となっては検証するべくもないが、当時、総合健診のようなものがあれば、驚くべき結果を見たかもしれない。それを幸か不幸か、自分の健康にまったく目も向けず、ひたすら流れに身を任すように、駅前の呑み屋街へと足を向けた。

愛すべき酒飲みたち

居酒屋〈木菟〉は私にとって〝ガード下大学〟でもあった。すなわち学びの場だった。

莫迦騒ぎをしたりして、なんだかんだやりながらも、呑兵衛は呑兵衛なりの礼節を知り、常識をわきまえねばならず、たとえば何があってもけっして、自分から誰かに腕ずくの喧嘩をふっかけたりはしなかった。

酒呑みでいちばん嫌われるのは、自分のことばかりを得意げにしゃべる人間である。今風にいえば〝空気を読めない〟奴が、この界隈にはけっこういて、たまに入ってくると店の雰囲気が一変する。もっとも当人はそういうことに鈍感だから、しごくご機嫌でしゃべりまくり、周囲をすっかりしらけさせてしまう。

あるいは誰かが話している最中に、その会話をさえぎって割り込んでくる。しかもそれまでの会話とは無関係な私事をしゃべり出す（もっとも、こういう輩は呑み屋の外の世界にもたくさんいるが）。

実は私自身、〈木菟〉の初心者だったときにそれをやってしまったことがある。当然のようにその場で怒鳴られた。もちろん二度とそういうことはしなかった。つまりそうして痛い目に遭いながらマナーを学んだのである。

ルールを知らぬ無礼な客がいれば、常連のみんなは怒ったり、シカトをしたり、あるいは店から追い出したりもした。

傍目からはだらしない酔っ払いに見えるだろうが、彼らにはちゃんとした不文律があった。

腕っ節はからっきしのくせして口ばかりという、Tという中年男性の常連がいた。まさに不幸が服を着て歩いているような男で、カルト宗教のあくどい商売に巻き込まれたり、株で大損をしたり、人間関係のトラブルは引きも切らずにあって、〈木菟〉の暖簾をくぐるたびに、ひとりで店内の空気を悪くしていた。

ある晩、Tはジェリーと口論の末、カウンターに載っていた厚みのある大皿を摑んで投げつけ、店主の額をぱっくりと割ってしまった。病院で何針か縫ったということで、それでなくとも無国籍な風貌のジェリーは、しばらくフランケンシュタインの怪物みたいな顔でカウンターに立っていた。

騒動から何日か経って、Tはこともなげに店の暖簾をくぐって入ってきた。

客たちは憤っていた。むろん私もで、こんな無粋な野郎を出入り禁止にできないジェリーに対しても怒りを感じてしまった。Tは例によって癖の悪い呑み方をし、どんどん言葉が乱暴になり、あげくツバを散らしてジェリーに怒鳴り始めた。

堪忍袋の緒が切れた私は無言でTの襟を摑み、店主のジェリーともども、ふたりの背中を蹴飛ばすようにして店の外に叩き出した。そしてガード下に響くでかい声で、「あんたら、ここで思い切り殴り合え！」とけしかけた。

ふたりはしばし、鉢合わせした猫同士みたいににらみ合っていたが、どうしたことかTが近くにあった放置自転車が邪魔だといいだし、ジェリーとふたりして力を合わせて〝撤去〟したあげく、ひと仕事を終えたといわんばかりの満足な様子で店内に戻ってきてしまった。

独りで来る女性客も多かったし、客同士の色恋沙汰はまれにあった。男女の客同士がくっついて結婚まで行ったケースが何組かあった（実は私自身、カミさんとは阿佐ヶ谷の別のカウンターバーで知り合ってくっついた）。

男が女にちょっかいを出す光景は多々あった。

女好きの書道家がいた。ところがいつだって不器用な口説き方をするものだから、相手が思わず噴き出したりする。あまりに口説き文句が熱心過ぎて女性が泣きそうになると、なぜか自分まで涙目になったりしていた。

そんな中、ダンさんは特別な存在だった。

私たち昭和生まれのマンガ読みにとって、この阿佐ヶ谷という街は、『漫画家残酷物語』『黄色い涙』、そして『柔道一直線』で有名だった漫画家の大御所、永島慎二画伯の住んでいるところであり、幾多の作品の舞台として知られる、今でいう〝聖地〟であった。

ダンさんは彼の渾名である。

熱烈なファンからは先生と呼ばれたりもしたが、本人は自らをこの渾名で親しまれることを好んだ。その頃は六十歳前後だったと思うが、独特の風貌とソフトな口調で女性にモテたし、常に会話の場では中心的存在だった。

私はそんなダンさんになぜか気に入られて、この店のみならず、河岸を変えては阿佐ヶ谷の街をあちこち呑み歩き、ラーメン屋でテーブル席を挟み、立ち食い蕎麦屋でカウンターに並んだ。

常連客に漫画家が多かったのはダンさんの影響だろうが、驚いたことに漫画誌『ガロ』で知られた青林堂会長の長井勝一さんも、ここの賓客《ひんきゃく》のひとりだった。

ところが私ときたら、ダンさんにしろ、長井会長にしろ、そんな凄い人たちを前に、酔った私は恐縮のきの字もなく、ひたすら呑んではくだらないことをしゃべり続けた。おふたりはべつだん機嫌を損ねるでもなく、終始ニコニコとしていた。

若い娘が大好きなダンさんは、まれに可愛い子たちが好奇心で店に入ってくると、いつの間にか隣に座って自慢話を始めている。

しかし彼がどういう御大かをまるで知らず、興味もない女の子たちは黄色い声で笑い、ダンさんのちょっかいを適当にあしらっていた。

ダンさんはダンさんで、女の子たちがとても知らないような、興味もなさそうな話題ばかりを口にする。自分がどんな漫画家で、どんなことをやってきたか。それとなしに自慢する。

女の子たちはきょとんとした顔で「へー」なんて頷いているが、もちろん理解しているはずもない。自慢話ばかりいう酔客は嫌われると書いたが、この人だけはゆいいつといっていい例外だった。

たまさか話題が別の方向に逸れてしまうと、ダンさんはサングラスをかけ、煙草を吸いながらじっと黙ってしまう。そうして女の子たちの会話が途切れた瞬間――。

「――でね、さっきの続きなんだけど」

強引に自分の話に戻してしまうのだった。

喧嘩沙汰は何度かあった。

酔っ払い同士の口喧嘩がほとんどだが、殴り合いもまれにあった。

おとなしい人間でも、酔った勢いでふだんいわない汚言を飛ばし、あげく引っ込みが付かなくなって実力行使に出ることがある。

かくいう私自身も、恥ずかしながら、昭和の定番の台詞である「表へ出ろ！」を二度ばかりやった。

今みたいに空手も習っていなかったし、修羅場となれば素人もいいとこ。そもそも子供の頃から喧嘩にはからきし弱かったし、それがこんな荒事に及ぶのだから、まさに酔った勢い以外のなにものでもない。

飲酒の効果というか、これは弊害でもあるのだが、アルコールは人間の脳の理性をつかさどる前頭葉に麻痺をもたらす。それがゆえに素面だと臆して越えられない一線を、その場のノリと勢いで越えてしまう。

もちろん酒に酔ったからといって、〈酔拳〉のように強くなれる人間はひとりもいない。それどころか足下がおぼつかなくて、自分から転《こ》けてしまうし、酔眼のせいで相手の姿だってダブってふたりに見えている。そこに来て、ブルース・リーのように格好よく立ち回りをやっているつもりが、まるでダサいオッサン同士の不器用な腕振り足振りダンスみたいになっている。

二度目のときは「表へ出ろ！」をいった直後、自分から先に店先に出た。そして先手必勝とばかりに傍にあった植木鉢をとって、後から出てきた相手の頭に叩きつけた。額からだらだらと血が流れていた。

ところが植木鉢が頭に当たって粉々に砕けたというのに、ちっとも痛くないのか、相手は目をぱちくりさせるばかり。私も私で、自分がしでかした行為にびびってしまい、ふたりして目を合わせたまま棒立ちになっていた。

それからどういうわけか、いっしょに店内に戻り、さっきの喧嘩騒ぎなんてなかったかのように、そいつとまた下らない駄洒落を飛ばし合いながら文字通り痛飲していたのだから、莫迦もここに極まれりである。

私は強度の近眼である。視力は〇・〇二ぐらいしかない。喧嘩のたび、当然のように眼鏡が壊れる。レンズが割れたり、フレームが歪んだりして掛けていられなくなる。だからその頃の私ときたら、呑み屋に向かうときは必ず荷物の中に予備の眼鏡を入れていた。

俳優の松田優作もちょくちょく顔を出したそうだ。

役者仲間や業界人からは武闘派と恐れられていた彼も、〈木菟〉の店内では穏やかに呑んでいた。私は先述のように中学の頃から彼のファンだったが、阿佐ヶ谷に居を移したときにはすでに鬼籍に入っていて、とうとう会えず仕舞いだった。

もっとも、もしもカウンターでいっしょになったら、「生意気なんだよ、お前」と野太い声で怒鳴られ、見事に殴られていたかもしれない。

武闘派といえば、阿佐ヶ谷にはとかく喧嘩好きな呑兵衛が何人かいた。中には理不尽ないちゃもんをふっかけてくる奴もいて、そのひとりと、かなりヤバイところまで行ったこともある。すんでのところで口喧嘩で終わったが、まともにやり合っていたらぶちのめされていただろう。喧嘩慣れした酔っ払いほど、たちの悪い人間はいない。

常連客の中には、名だたる武術家が二名いた。

ひとりは駅前で薬局をやっていたヨウさん。田んぼの案山子《かかし》みたいにガリガリに痩せていたのにメチャメチャ強い——という話だった。

ヨウさんは中国拳法、それも太極拳の師範である。

太極拳といえば、よくご年配の方たちが公園でやってる、あの〝ゆっくり体操〟みたいなものを想像されるかもしれないが、本場中国でのそれは実戦的な格闘技だという。

とても武術家とは思えないガリガリな体型のくせして、小山のような体格の弟子を何人も連れてきてはテーブル席で呑んでいた。

「おめえ、何かやってるだろ？」

あるとき、そのヨウさんにいきなり濁声《だみごえ》でいわれて狼狽《うろた》えた。〝何か〟といわれても何のことやらさっぱりわからない。

「だから武道だよ。空手とか少林寺とか。何かやってんだろ？」

たんにガタイが良かったから、そう見えたのか。

私が空手を始めたのは遅くて、五十歳になってからだ。だから当時は武道のぶの字も知らない。しかしながら、〝何かやってる気配〟みたいなものをまとっていたのかもしれないと思い、驚くとともにちょっと嬉しくもなった。

たしかに樋口は独特の存在感を放っていると、今でもいわれることがあるのだが、もしかすると若い頃からそういうものがあったのかもしれない。

もうひとりは、空手道場の先生だったイマちゃん。

人格者として親しまれ、常連客らに人気があり、硬派ながらもイケメンで女性にモテた。いつも物静かに呑んでいて、それとなしに武道の極意みたいなものをネタとして私に話してくれたりもした。

ある晩、ジェリーに大皿を投げつけたあのTが、店の表で革ジャンスタイルの暴走族の若者たちにからまれていた。どういう経緯か知らないが、彼のことだから何かはったりでもかまして自分からちょっかいを出したのだろう。

当然というか、Tは文字通り袋だたきにされていた。

その騒ぎがはっきりと店内まで聞こえてきて、客の何人かは気にし始め、引き戸の隙間から外を覗いたりしたものの、何しろ相手が相手である。ジェリーが一一〇番通報したはいいが、なぜかなかなかパトカーのサイレンは聞こえてこない。

そんなとき、カウンターの奥でひとり呑んでいたのがイマちゃんだった。

捨て置けなかったのだろう。黙って引き戸をガラリと開け、表に出た。

空手家である彼の実力をもってすれば、暴走族の数名など物の数でもない——店の中にいた者たちは、当然のようにそう思っていた。

ところが事態は予想を覆す結果となった。

イマちゃんは仲裁に入り、穏やかに言葉で説得を試みたが、ヒートアップしている暴走族たちは聞き入れず、それどころか、矛先を変えて彼にかかってきた。

イマちゃんは抵抗しなかった。なんとなれば、道場を開いている師範は、素人相手に自分の〝武器〟を使えない。空手家が手を出せば凶器になる。そのことを知っていたからだ。

若者たちはイマちゃんの腕を摑み、ひとりが羽交い締めにし、前に回ったひとりがさんざん彼の顔を殴りつけた。まさにリンチであった。

それはサイレンが聞こえるまで続いたという。

若者たちはパトカーの到着前に逃げ出し、こともあろうに、Tすらもその場から姿を消してしまっていた。

イマちゃんはひどい青痣《あおあざ》を顔じゅうにこしらえて店に戻ってきたが、後日、医者に行ったところ、片目の視力が極端に落ちていることが判明した。隻眼《せきがん》の空手家といえば絵になるが、とんでもない話である。

この一件で、阿佐ヶ谷界隈の武闘派呑兵衛たちは怒り狂った。イマちゃんの落とし前を付けようと街じゅうを捜しまわったが、とうとう暴走族のメンバーは誰ひとり見つけられなかったそうだ。

これは私が店の常連になる前の話で、ジェリーからよく聞かされた。

そんな話題が出るたび、イマちゃん本人は「そんなこともあったなあ」という感じで、相変わらず物静かにカウンターの片隅で呑んでいるばかりだった。

アウトドアへ

私の話に戻るが、三十代半ば頃からアウトドア趣味にはまった。

きっかけはダンさんである。

ある年の私の誕生日に、彼が一本のフォールディングナイフをプレゼントしてくれた。ナイフの化粧箱の底に、きれいに折りたたまれた手紙が入っていた。そこには肉筆でこんな文章が書かれていた。

樋口くん。
たんじょう日、お目出度ふ。
ぼくの好きな、ナイフ一本プレゼントします。道具として、ある時はえんぴつを、又ある時は、食べる為の肉切りとして、又ある時は、自分をしばるナワを切るための道具として、使用して戴きたく、
ぷれぜんとする訳です。お元気で……。

'94、1、30　永島慎二　拝

この上ない感激だった……その一方で、思ったのである。
はて、自分をしばるナワを切るための道具として、使用——って、いったいどうすればいいんだろうか。

やはりナイフといえば登山である。

というわけで、とりあえず中央線の電車に乗って、高尾駅で下車し、高尾山に登ってみた。

当然であるが、高尾山に登ったからといってナイフを使うシーンがあるわけがない。首をかしげながら阿佐ヶ谷に戻り、〈木菟〉のカウンターでしげしげとナイフを見ていると、店主ジェリーがいった。

「丹沢に行ってみちゃどうだ？」

聞けば、新宿から小田急線で一本。神奈川県にある山深い場所なのだそうだ。

店の常連のひとりにアウトドアが好きな男性がいて、何度か丹沢の山に登ってきたらしい。

さっそく地図を買って、複雑怪奇な山の地形図に目を奪われながら、想像をたくましくしてみた。

やはり本格的な山となれば、ちゃんとした登山用具が必要だ。そのため新大久保にある〈ICI石井スポーツ〉に出向き、初心者であることを正直に店員にいい、ソロテントやシュラフ、レインウェアなどを買ってきた。

道具がそろうといっぱしの山男になった気がして、ナイフなども映画のランボーが使いそうなでかい奴を調達して、腰にぶらさげてみたりもした。

丹沢も広いが、どうせなら人が少ないという西丹沢が良さそうだと、大きなザックに大量の山用具を詰め込み、出かけた。ところが初心者ゆえに道具の取捨選択ができず、いらないものばかりを持ってきたおかげでザックが岩を詰め込んだみたいに重たく、とてもじゃないが頂上まで行けそうになかった。

途中にあった避難小屋という立派な建物で足を止め、その小屋の常連だという登山者の男性と焚火を囲み、持ってきた酒をチビチビと呑みながら炎を見つめているうちに、都会暮らしですっかり錆び付いていた心がなんだか浄化されるような気がした。

それからというもの、毎週のように丹沢に通うようになった。

幾多の経験で山道具のチョイスを学んで、必要最低限のものだけを突っ込むため荷が軽くなり、ザックも小さなものでよくなった。もちろん足腰が鍛えられ、心肺機能が高まり、体力もついたおかげで、西丹沢のあちこちの山を自由にめぐることができるようになった。


その丹沢で遭難し、死を覚悟したこともある。

沢筋の垂壁になった難所で足場が崩れて落ちたとき、右肩を外してしまった。

崖の途中で危うく止まったはいいが、右手がまったく動かず、登ることも下りることもできない状態。十一月もそろそろ終わりで、冷え込みもきつい時期だった。そんな状況下で独り崖の中腹に孤立し、このときばかりはさすがにもうダメかと思った。

焦ったら最後と自分を落ち着かせ、それまで山では役にも立たなかったランボーみたいな大きなナイフを岩のクラックに刺し込みながら、左手と両足だけでクライムダウン。時間をかけて沢まで下りて来ることができた。

命拾いをしたのはいいが、折しも丹沢湖マラソンの日。小田急線新松田駅までのバスは通常の二倍の所要時間がかかり、その間、しくしく痛む右肩を押さえながら苦悶していた。ところが新宿駅から中央線に乗り換え、阿佐ケ谷駅に到着したときは、不思議なことに肩の痛みが嘘のようになくなっていた。

当然、病院に駆け込んだりもせず、さりとて自分のマンションにも戻らず、当たり前のようにガード下の〈木菟〉の暖簾をくぐるのである。

「いやー、山でひどい目に遭いましたよ」

などといいながら、いつもの焼酎のお茶割りをすすり、すっかり深酒をする。

莫迦に付ける薬はないというが、まさに自分のことだろう。

翌日、宿酔の状態で荻窪の病院に行くと、右肩の亜脱臼と骨折と診断された。昨夜は遅くまで酒を呑んでいたと白状すると、医者からしこたま叱られた。

手術で骨に金属ボルトを入れるという話もあったが、けっきょく自然な癒合《ゆごう》に任せるという主治医の判断。そのぶんリハビリを充分しないと肩が固まるぞと脅されたのだが、けっきょく面倒になって放置した。

今でも右腕が思ったように後ろに回せないのはそのせいだ。

同じ頃、渓流釣りにハマった。

〈木菟〉の常連客にはなぜか釣り、それもフライフィッシングを趣味とする者が多くいた。のちに私の釣りの師匠になるスズキさん。太極拳の先生、ヨウさんもフライフィッシャーだったし、近所の店〈あるぽらん〉のマスターだった尾方さん、さらに阿佐ヶ谷呑み屋街の武闘派において最たる者といわれた元自衛官のT島さんもそのひとりだった。

彼らの影響を受け、自分でもタックルを買いそろえて真似事をするようになった。西丹沢の山奥の沢には山女魚《やまめ》が泳いでいたし、中央線と青梅線を乗り継いで奥多摩に行けば、東京都下とは思えないほど雄大な自然がそこにあった。

たまに釣れた山女魚や岩魚《いわな》を〈木菟〉に持ち帰り、カウンター越しにジェリーに差し出すと、炭火でこんがりと塩焼きにしてくれたり、骨酒にして常連客たちの間で回し呑みをしたりした。

山から下り、釣果を持ち帰れた満足感の中、酒がどんどん進む。

けっきょくまた午前様となり、明け方まで呑んだくれて、重たいザックを背負いながらふらふらと揺れて自分のマンションに向かって歩く。

その頃から登山と釣り、どちらも私の中では酒とは切っても切れない趣味となった。

西丹沢では避難小屋に常泊し、昼間から焚火をやっては酒を呑んでいた。そこに行くと、なぜかいつも同じ顔ぶれがいて、「やあ、また会ったね」といわれて当然のように酒盛りになる。テント泊もしたが避難小屋泊まりが楽だった。奥の座敷にごろ寝をして、何日もそこに居座っていたため、登山者たちから〝小屋番さん〟などと呼ばれていた。

近くの沢から山女魚を釣ってきては、焚火の傍らに立てて塩焼きにした。

ところが避難小屋に何日も滞在していると、当然、食べるものはなくなる。ひもじくなって仕方なく下山途中の登山者に声をかけると、「あとは麓に下りるだけだし荷物も軽くなる」と、笑顔で食料を恵んでくれた。たいていはインスタント食品だったが、それでもありがたかった。

しかし、なぜだか酒だけは置いていってくれなかったので、なくなると麓の街まで買い出しにいき、ウイスキーや缶ビール、日本酒の一升瓶などをザックいっぱいに入れて避難小屋に戻ってきた。そうして毎日、毎晩、焚火を囲んで呑んだくれていた。

果たして頂上に立ちたいのか、山で酔っ払いたいのか、あるいは両方なのか。ともかくアルコールのない登山なんて当時は考えられなかった。

奥多摩の渓流釣りでも同じだった。

入渓すると、まず浅瀬に缶ビールを沈めて重石を載せておく。釣り終えたときや、あるいは夕まずめ（夕暮れ時の魚の食いが立つ時間）を待ちながら川で冷えたビールを呑む。ときには帰りの青梅線の電車の中で、乗客がまばらなのをみはからって、駅で買った奴のプルトップをぷしゅっと開けることもあった。

そうして阿佐ヶ谷に戻ってくると、やはり〈木菟〉にまっすぐ向かった。

そんな人生がずっと続いていくものだと思っていた。

訃報

今にして思えば、〈木菟〉の店主ジェリーはきっと孤独だったはずだ。

ちゃきちゃきのやり手だった美人の奥さんと立派な息子と可愛い娘に恵まれ、自慢話もしていたが、けっきょく彼の居場所はこの店だけだった。

だから、定休日もなく毎日店のシャッターを開け、常連客らと向かい合いながらひたすら酒を呑んでいたのだろう。そして私を始め、この店に自然と集まってくる常連客たちの多くも、人生の悲哀をどこかに抱えながら暖簾をくぐってたに違いない。

もちろん誰もそんなことは口にせず、莫迦なジョークを飛ばし合い、ひたすら呑んだくれていた。

ところが店が看板となり、ガラリと戸を開けて外に出たときのなんともいえない寂しさ。肩より低く頭を垂れてうちに戻り、次の朝を迎え、孤独な都会暮らしの一日を送っているうちに、またぞろあの店の空気が恋しくなる。

そんな繰り返しを、私たちはずっとやってきたのだろうと思う。

孤独といえば、ふと思い出したことがある。

ガード下の〈木菟〉から百メートルばかり離れたところに、煤けたバラック小屋のような二階建ての建物があった。

一階には〈チャンピオン〉という洋食店が入っていて、名の通り、元プロボクサーのチョウさんこと山本晁重朗《ちょうじろう》さんが、初子《はつこ》さんという美人の奥方とともに切り盛りをしていた。店は一九六四年に開店したというが、この建物はさらにその十年近く前から建っていたと推測される。

〈チャンピオン〉はこぢんまりとした店で、夜になると酒を出す。オムライスや〝チャンピオン麺〟などが有名だったが、とくにここのポークソテーはジューシーで柔らかく、ほっぺたが落ちるほど美味かった。

注文するとチョウさんは、冷蔵庫から取り出した肉を包丁の背でトントンと筋切りをし、じっくりと焼き込んでくれた。料理ができるまでの間、初子さんが決まって映画の話をしてくる。

「ねえ、『ダイ・ハード』って観た？　ここ最近じゃいちばんの映画よ！」

するると、店の奥でフライパンをふるっているチョウさんが背中を向けたまま、「あれ、いいぞー！」という。

なぜか映画マニアが集まる店ゆえ、客たちと店の夫妻との間で映画談義に花が咲き、毎年末には世界タイトルマッチ予想とともに、その年の映画ベスト5を常連客らで決めて張り紙を壁に貼るというイベントが恒例だった。

この〈チャンピオン〉と同じ建物には〈アルス・ノーヴァ〉という小劇場兼スタジオがあり、二階にはカウンターバーが三軒入っていた。建物の右手にある急な階段を上ると、暗く狭い通路にドアが三つ並んでいた。

ふたつ目のドアの横に、〈ランボオ〉という小さなスタンド看板が光っていた。〈ランボー〉ではなく〈ランボオ〉である。フランスの古い詩人の名である。

店内は薄暗く、飾り気もなく、ただ雪山の大きな写真が壁に飾ってある。ウナギの寝床みたいな店にL字のカウンター、丸椅子がそこにいくつか並ぶが、客が座ると背中は壁すれすれで通り抜けられないほど狭い。カウンターの中にはひょろっと痩せ細った白髭の老店主がいて、常連客からは〝堀《ほり》さん〟と呼ばれていた。

その堀さんが、店名の通り、アルチュール・ランボオが好きだったかどうかは不明だ。

なにしろ口を利いてもらえないのである。

堀さんは無口だった。

それも徹底して寡黙だった。

いくら客が話しかけても絶対に応えてくれない。顔なじみの常連客がたまに声を掛けると、「ああ」とか「そう」などと最低限の返事があったぐらいだ。あとは客の注文を聞いては、ひたすら押し黙ったまま、酒と乾き物のツマミを出すだけ。そうしてカウンターの奥の椅子に座って、何をするでもなくじっとしていた。

そんな堀さんが気になっていた。

というのも、ここの常連のひとりから、〝堀さんは登山をするらしい〟という噂を聞いたからだった。私がちょうど山にはまり始めたときで、この寡黙な老人がどんな登山をするのか興味があった。

一度だけ、会話を試みたことがある。

客は他におらず、私と堀さんだけがカウンターを挟んでいた。壁に飾られた雪山の写真を小さく指差し、私はそっと声を掛けた。

「山……登られるんですか？」

すると堀さんは皺を刻まれた目をかすかに細め、私をじろりと見た。

ドキッとした瞬間、堀さんはまた目を逸らし、あらぬほうを見たまま口を引き結び、じっと黙っていた。

ファースト・トライアル、見事に失敗。

すっかり臆《おく》した私は、それきり注文以外で堀さんに話しかけることはなかった。

ただ一度だけ、忘れられない姿を見た。

深夜、やはりふたりだけでカウンターを挟んで呑んでいるとき、かすかに洟《はな》をすする音に気づいた。ふと顔を上げて見ると、堀さんは猫背気味に椅子に腰掛け、指先で目をこすっていた。うなだれながら彼が泣いていることに気づいて、私は驚いた。

しかし、どうしても声を掛けることはできなかった。

黙ってグラスを傾けては氷を鳴らす私と、ときおり洟をすすっては目元を拭う堀さん。ときおり隣の店から、場違いに明るい音楽と笑い声が壁越しに聞こえてくる中、重苦しい沈黙の時間が流れていった。

けっきょくそのまま、私は勘定を払い、店を出た。

夜道をマンションに向かって独り歩いていると、なんだか胸がつかえたような気がして自然と足が止まった。公営住宅近くの小さな公園に入ってブランコに座り、ゆらゆらと揺れながら、じっと堀さんのことを考えていた。

それから間もなく、堀さんが山で亡くなったという話を聞いた。

〈ランボオ〉はその後、常連客のひとりが後を継いで経営していたが、あの二階建てのバラックのようなビルが解体されると同時になくなってしまった。もちろん一階の〈チャンピオン〉もそれきりだった。

私は今でもときどき、狭い店の壁に飾られた雪山の写真と、その下で背を丸くしてうなだれ、洟をすすっている堀さんの寂しげな姿を思い出す。

阿佐ヶ谷という街に住み着いて十年が経過していた。

いろんなことがあった。

ある年――ちょっとここでは書けないが、人生でもっともつらかった事件があって、東京を思い切って離れ、自然に囲まれた場所で暮らしたくなった。こちらからわざわざ自然の中に出向くのではなく、だったらいっそ、自然に恵まれた土地で暮らしたほうがいいのではないか。

浴びるほど呑み続けた毎日。ひたすら怠惰に暮らし続けたこの阿佐ヶ谷という街に、やはり未練がないわけではなかった。しかし、〈木菟〉の常連客たちや呑兵衛たちも、櫛《くし》の歯が欠けるように、ひとりまたひとりと街を離れ、亡くなった者たちも少なからずいた。

街は、新しい時代に呑み込まれて変わりつつあった。

ある日、駅前のパールセンターというアーケード商店街の通りでダンさんにばったり出会った。立ち止まって会話をしながら、ふと「田舎に移住したい」という話をぼそっと口にしてみた。ダンさんは少し寂しげな顔をして笑い、私にこういった。

「都会にいても田舎にいても、人は孤独です。でも、大勢に囲まれて孤独に生きるよりも、好きな自然の中で好きに生きていくほうがキミに似合ってるし、きっと幸せだとぼくは思います」

ダンさんとは長い間、カウンターで隣同士になり、人生論を語り合ってきた。だから彼は、私のことを私よりもよくご存じだったのかもしれない。

サングラスを透かしてうかがえるダンさんの優しげな目を見ているうち、ふいに涙が出そうになったが、なんとかこらえた。

「じゃ」

小さく手を上げて、ダンさんこと漫画家・永島慎二はパールセンターの人混みの中に消えていった。

彼の訃報が届いたのは数年後、二〇〇五年六月のことだった。享年六十七歳。

〈木菟〉の店主ジェリーも逝った。

胃癌が発見され、いっとき入院をしたが、半年と経たずに店に復帰し、何ごともなかったかのように、また酒を呑んでカウンターの中で酔っ払っていた。

心配の声をかける客には、「いいんだ、いいんだ」と片手を上げげた。

しかし病魔は彼に憑《とりつ》いていた。

私が阿佐ヶ谷を去って山に移住し、五年目のことだった。その年の初め。〈木菟〉のかつての常連であり、釣りの師匠だったスズキさんと、我が家のテーブルを挟んで呑んでいた。

そこにかつての呑み仲間の男性から電話が入った。

――ジェリーさん、亡くなったよ。

聞けばやはり胃癌が再発したのだという。末期で手の施しようがなく、けっきょく家族は看取りを選んだようだ。まだ六十一歳だった。

驚きと悲しみ。それからふたりして苦い酒となった。

葬儀で上京した。

久々の都会は、寒々としたビル風が吹いていた。

その夜、斎場となった中野の寺院の広い庭には、驚いたことに二百人ぐらいの弔問客が列を作っていた。あの狭いガード下の店に、これほど多くの常連客がいたのかと、今さらながら驚いた。

しかも多くがどこの世界の住人なのか、ゴツイのやら、奇抜な格好やら、ヤ○ザめいたのやら、レトロなヒッピー風まで。ああ、たしかにこういう人たちなら、あの〈木菟〉の客でも不思議はないなと、私はひそかに納得した。

棺の中、ジェリーは穏やかな顔で花に埋もれて瞑っていた。手を合わせて黙禱しながらも、なぜか別れの言葉がいえず、混乱していた。長らく東京を離れていたため、彼が死んだという事実をなかなか受け入れられなかった。

棺の横には日本酒の小瓶が置いてあり、参列者が小さなお猪口で遺体の口元に酒を垂らしていた。傍に立っている夫人が悲しげに笑いながらいってくれた。

「樋口さんもどうぞ。もう、いくらお酒を呑ませてもいいのよ」

私は黙ってお猪口に酒を受け、目を閉じたジェリーの口元にそっと数滴を落とした。

孤独を癒やすために店を開き、ひたすら呑み続けた彼の人生だった。だからこそ、酒で見送るのがふさわしいと私は納得した。

葬儀が終わり、私たち常連客はガード下の〈木菟〉に集《つど》った。

ジェリーのいない〈木菟〉は、なんだかやけに空虚で湿っぽく、むだに広く見えた。各人が持ち寄った酒を呑み、ツマミを食べながら、酔ったいきおいもあって、あの頃のように莫迦騒ぎをした。くだらないギャグを放ち、駄洒落や猥談《わいだん》を飛ばした。へたばってカウンターに突っ伏した奴もいれば、酩酊のあまり、壁や戸に身体をぶつけながら帰って行った奴もいた。

そんないつもの〈木菟〉の騒ぎ方なのに、やっぱり寂しかった。重要なものが欠落していた。

私はふっと真顔に戻り、壁際に立てたジェリーの笑顔の遺影に視線を投げた。

じっと見つめていた。

そろそろ夜が明けようという時刻になって、知らない客が三人、突然、入ってきた。

いずれも二十代の若者だったが、プロレスラーみたいな体型の髭男がいて、三人のリーダー格らしかった。

私が阿佐ヶ谷を去ったあと、この店の常連になっていたらしい。巨漢はジェリーが死んだことを知らなかった。遺影を前にし、いきなり店を揺るがすような壮絶な声で号泣を放った。焼酎や日本酒、そこらにある酒をあおっては拳でカウンターを殴りつけ、轟々《ごうごう》と野太い声で泣き叫んだ。

何度もグラスを落として割り、椅子を蹴飛ばしたりもした。

店に残っていた客は、ひとりまたひとりと気まずい笑みを残して帰って行く。

私は酔いと眠気でダウンし、テーブル席の片隅でうとうとと眠っていた。

異様な音ではっと目を覚ました。

見れば、あの巨漢が店の古い常連客であるS君の頬ッ面をグローブみたいな巨大な掌で何度もはたいていた。そのバチッ、バチッという音だった。

巨漢といっしょに入ってきたふたりの若者は「○○さん、やめてください！」としきりに止めに入るが、当人の興奮はおさまることなく、S君は棒立ちになったまま、サンドバッグよろしく顔をはたかれていた。

巨漢はやがて手を止め、顔じゅうを涙と汚い洟水《はなみず》で汚しながら、また轟々と泣いた。

それからS君に向かって「今度はお前の番だ。俺の顔を殴れ！」と怒鳴っている。S君は真っ赤になった頬を歪めながら、遠慮がちに巨漢の顔を拳で殴った。

やれやれ、また酔っ払いのくだらない乱痴気騒ぎが始まったのかと嘆息し、私はふたりを止めに入った。

とたんに巨漢は「うおおおお」と号泣しながら、しゃにむに私にかかってきた。大きな掌ではたかれて、眼鏡がどこかに吹っ飛んだ。

怒り心頭に発した私は、巨漢の顔面を拳で殴りつけた。

近視と酔眼のため、まともに命中しなかったので、もう一度、殴ろうとしたとたん、巨漢の仲間の若者たちに止められた。下手に抵抗したものだからバランスを崩し、そのまま派手に土間へ倒れ込んでしまった。

巨漢はなおも轟々と泣き叫びながら、ふたりの仲間に引きずられるようにして、出入り口の引き戸を張り飛ばし、店の外へと飛び出していった。

さっきまでの異常な喧噪が嘘のようだった。

祭りのあとのような静けさの中、無秩序と混乱が店に残されていた。

私は我に返ると、土間からよろりと立ち上がり、近くに落ちていた自分の眼鏡を拾った。さいわいレンズは割れていなかったが、かけると視界に違和感がある。フレームが歪んだためか、あるいは酔っ払っているせいか判然としなかった。

静まり返った〈木菟〉の店内には、私とS君だけが残っていた。

最前の騒ぎで、カウンターからなぎ払われて落ちたいくつものグラスが、土間で粉々に砕け散っていた。

S君とふたりして無言で店の掃除をやった。食器を洗い、テーブルを拭き、ガラスの破片をすべてチリトリで掃き取って捨てた。外れていた戸をはめ直し、店を元通り、すっかりきれいにした。

締めくくりに冷蔵庫に残っていた最後の瓶ビール一本を出し、S君とふたりカウンターに並び、時間をかけて呑んだ。お互いに腫《は》れ上がった顔で、ろくな会話もなく、ただグラスを傾けながらビールを呑み続けた。

そうしているうち、店の窓越しに見える外の闇が、朝の光に払拭されていた。
店を出る前、店主ジェリーの遺影に黙禱した。
写真の中でジェリーはいつものように笑っていた。
——おう、しぐち。ゆっくりやんな。俺はいつでもここで遊んでるからよ。
そんな声が聞こえたような気がして、ふと自分が泣いていることに気づいた。

Chapter 2

山暮らしで呑む

〝酒呑みも断酒する奴も、自分の理由を肯定するために必死になるものさ〟

――ある酔っ払いの言葉

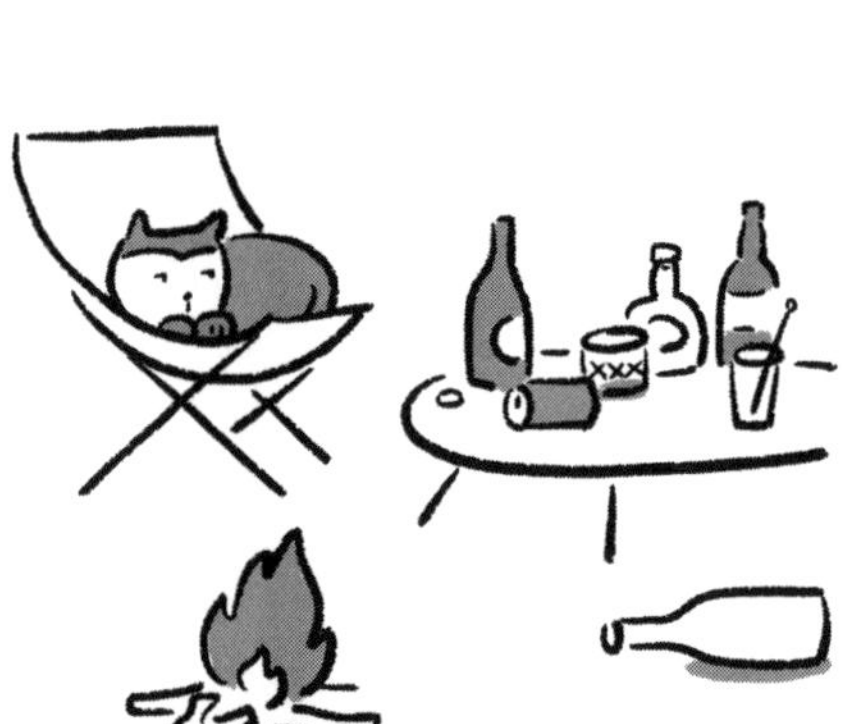

他人の家族の団欒《だんらん》を撮影したビデオを見せられるほど退屈なものはないと、よくいわれる。すなわち私の過去の恥ずかしい飲酒歴なんかをタラタラと書き綴《つづ》ってきて、果たして読者の方にどう思われたのか。ちょっと不安でもある。

最初に書いたように、専門的な断酒のハウトゥーやノウハウはできるかぎり避けたい。いわゆる断酒本は世に多く出回っているし、ネットで検索すればいくらでも出てくるから、今さら同じことを書いても仕方ない。

私は自身の体験を通じて知ったことを振り返り、そこから何を得たかを書いていこうと思っているから、基本的には前章の流れのままである。ただし、ここから先は本書のメインテーマである飲酒と断酒に少しずつ近づいていき、話はやや重くなるかもしれない。

あてどのない旅へ

一九九七年の夏。大型ザックを背負い、私はマンションをあとにした。

都会に見切りを付け、田舎に移住しようと考えていた。

ところがなかなか踏ん切りがつかなかった。そこで思い切って東京を離れ、独りで長旅をしながら結論を出そうと思った。

バックパッカーになって、あてどのない旅をしてみよう。

そんなことを思いついたのだった。

群馬から長野、富山と何度か鉄道を乗り換え、阿佐ヶ谷から魚津に移住していた釣りの師匠、スズキ夫妻を訪ねた。そこに何日も居候をさせてもらい、天気さえ良ければ毎日のように渓流に出向いていた。

当時、私は車を持っていなかったし、典型的なペーパードライバーだったので、折りたたみ式のMTBを入手し、夫妻の家に預けていた。乗り心地のいい自転車ではなかったが、まだ若かったからだろう、海に近い町場から山奥の渓流まで懸命にペダルをこいで登っていった。とっぷりと日が暮れるまで釣りを楽しみ、帰途はほとんどの行程がダウンヒル。ペダルをこがなくても地球の重力に任せていればいい。

だらだらと続く下り坂。疲れた体に夜風が心地良い。山間の田んぼにホタルが舞い飛び、夏虫がすだく真っ暗な闇の向こうから、車内灯を点しながら走ってくる田舎の市営バスは、まるでネコバスみたいに見えた。

スズキさんとは毎晩、テーブルを挟んで呑み交わした。

出てくる話題は決まって阿佐ヶ谷のことだった。

私たちの身体の細胞の八割ぐらいは、〝阿佐ヶ谷で呑んだ酒〟で構成されているような気がしていた。呑み仲間たちの話。いろんなエピソード、話は尽きず、夜更けまでふたりして酔っ払った。

さすがにいつまでもスズキ家に居候を決め込むわけにもいかず、ここを起点として本格的な旅に出発することにした。自分をリセットするための長旅である。

向かう先は新潟の県境に近い山岳地帯――海谷高地《うみたにこうち》。

越後の上高地とか日本のグランドキャニオンなどと称され、その呼び名に違わず外国の秘境みたいなところだからぜひ行ってみてと、スズキ夫妻に薦められた場所だった。写真をいくつか見せてもらうと、切り立った岩山とかモッコ渡しがあるルートだとか、本当に面白そうなので即断した。

糸魚川市の市営施設の駐車場まで車で送ってもらい、そこで夫妻とお別れした。

ひとり山道に分け入っていく。ビールやウイスキーで重たいザックを背負い、あえぎあえぎ歩き続けた。

トレイルは明瞭で登山地図の必要もない。あとで知ったのだが、もともとは発電所の作業道だったらしい。途中にあるというモッコ渡しは、過去の増水のせいか、今はなくなっていて、両岸から低く垂らしたロープを伝って岩の上を越えるようになっていた。

海谷高地に入って、その景観に私はしばし立ち尽くした。霧をまとった岩の巨壁が眼前に迫るように立ち、開けた渓谷に清冽な川が流れている。映画『ジュラシック・パーク』に出てくる、恐竜たちが棲む孤島のような峨々《がが》たる山峰の風景。まさに秘境と呼ぶにふさわしい雰囲気だった。

発電所の取水施設の近くにテントを張っていると、ヘルメットをかぶり、背負子《しょいこ》を背負った男たちが数名、登ってきた。全員が電力会社関係の作業員で、屈託のない笑みを浮かべて挨拶をしてくれた。

岩魚を釣りに来たんですというと、ひとりが真っ黒に日焼けした顔でこう応えた。

——おう、いっぱいおるよ〜。

期待に胸が弾むというものだ。

さっそく釣りの準備をしていると、先ほどの作業員のひとりが足早にやってきて告げた。

——荷揚げのヘリが来ることになったから、テントを移動してくれんね？

あわててテントをたたみ、ずいぶんと離れた場所でもう一度、設営をしていると、やがてパタパタとローターのスラップ音が近づいてきた。見れば、霧をまとった絶壁の向こうから、崖を回り込むようにして白と赤の機体のヘリコプターがやってきた。

テントを立てる手を止めて、しばし茫然と見上げてしまった。

機体の下にケーブルで吊した荷材を発電所前に下ろすと、ヘリはあっという間に機首を返して去って行き、やがて渓谷に静寂が戻った。作業員たちは夕方になる前に下山していって、海谷高地には私ひとりが取り残された。

流木を拾い集めて焚火の準備をしていると、ポツポツと小雨が降り出した。愛用していたパックロッドをつなぎ、レインウェアの上着をまとって川に立つ。ちょうど夕まずめの時刻となって、岩魚が面白いほど出た。深みから浅瀬、こんなところにもいるのかと思う場所から、バシッと飛沫を上げて毛鉤に飛び出してきた。

夕闇が深まる頃に雨がやみ、濡れた流木になんとか火を点けて焚火をした。キープした岩魚は二尾。串を刺して塩を振り、火床の近くに立てた。のちに、有名なバックパッカーだった故・加藤則芳さんが北米のジョン・ミューア・トレイルを全踏破したテレビ番組を観ていたら、焚火をしながら彼がこんなことをいった。

――日本人は便利。粗塩《あらじお》がひと袋あればそれでトラウトが美味しく食べられる。アメリカ人はムニエルにするから、フライパンやバター、香辛料など、よけいな荷物を山に持ち込まなければならない。

実際、その晩の岩魚は旨かった。頭から骨までじっくり焼いて食べたほどだ。

ジャック・ダニエルの瓶を焚火の傍に立て、マグカップに注ぎながら呑み続けた。いい感じで酔いが回ってきて、たまにうとうとと舟をこいでいた。

都会暮らしの日々を思った。ここにこうしていると、阿佐ヶ谷の呑み屋でのことが、遠い過去のように薄らいでいた。自分はやはり街の喧騒の中よりも、静かな野にいたほうがいい。そんなことを考えながら、チビチビとウイスキーを舐めるように呑んだ。

夜半にまたしとしとと雨が降り出した。

発電所の取水施設には水位の監視カメラのためだろう、常夜灯がダム上に夜通し光を落としていた。そこに集まる虫を狙って、岩魚がライズする飛沫が水面のあちこちに見えていた。夜霧の中に見えるライズの水飛沫は、実に幻想的だった。

この海谷高地でたまたま出会った千葉の釣り師の男性と下山し、彼の車に便乗し、大糸線白馬駅まで送ってもらった。

その夜は駅寝をする予定だった。

当時、ＳＴＢという言葉があった。つまり、ステーション・ビバークの略。

終電後の駅舎で構内のベンチを利用したり、あるいは待合室の床などにマットを敷いたりして宿泊する。雨露をしのげて、トイレも水場もあり、宿泊費は無料——というわけだ。

登山者たちが使い始めた言葉らしいが、バイクのツーリストなどの間にも広まっていた。その頃、『ＳＴＢ（ステビー）のすすめ』という自費出版本が出ていて、この駅はビバークに寛容とか、トイレなしとか、駅前が暴走族のたまり場になっているから注意——などと、全国各地の鉄道沿線の駅寝情報が詳しく書いてあったりした。

そこにはＳＴＢ独自のルールが記されていた。

・最終電車が出るまで寝ない
・駅舎内で火を使わない
・始発電車が入るまでに去る
・ゴミはきちんとかたづける

以上の四項目である。

駅寝は違法ではないが、見て見ぬふりをされる程度のグレーゾーンだったと思う。実際、邪魔者扱いされたり、あからさまに追い出されたりすることも珍しくはなかった。やはり駅側としては迷惑だし、あまり印象が良くないというので、「駅は寝場所ではありません」と張り紙をしてあるところも多かった。

昭和の時代を知る人には懐かしい植木等の歌――〈スーダラ節〉で、〝チョイト一杯のつもりで呑んで～（略）～気がつきゃホームのベンチでゴロ寝♪〟なんて歌詞があったが、最近のJRや地下鉄駅ホームのベンチは、横になれないように、肘掛けや仕切りがついた椅子になっている。

さて駅に着いたのは夕刻だったので、当然、終電車が出る時刻までは時間があり過ぎる。どうしようかと思いながら、私はザックを背負い、町をぶらついた。

駅正面からまっすぐ延びる県道の途中に、Mという店名の小さな居酒屋があった。

その寂れたたたずまいが妙に気になって扉を開いてみた。

カウンターだけの狭い店で、止まり木に常連客らしき三人か四人がいたと記憶する。

経営者は中年夫婦で、一見客の私を歓待してくれた。日本酒のストックが豊富で、料理も旨く、予想通り居心地のいい店だった。

ただトイレが壊れていて使えないという。

どうすればいいのかと訊いたら、「みなさん、そこの裏口のドアから出て、外でされてます」と主人が笑いながらいう。首をひねりながら外に出ると、たしかに小便臭い一角があったため、側溝に向かって膀胱《ぼうこう》の負担を軽くしてから戻った。

店主夫妻とは話が弾んだ。

壁際のポータブルテレビから、たまたまスピッツの〈空も飛べるはず〉が流れると、前の年に放送していたドラマ〈白線流し《はくせん》〉の話題となり、舞台となった松本の街を久々に歩いてみたくなった。

閉店時間を過ぎる頃まで呑み食いをし、ずいぶん酔っ払った。

また来ます――と社交辞令的にいって店主夫妻に別れを告げ、店を出た。

ザックを背負って千鳥足で白馬駅に戻った。すでに終電車が出た時刻だったし、ＳＴＢも大丈夫だろうと思ったら、なんと駅舎正面にはシャッターが下りていた。

まあ、いいさ――と開き直る。駅寝といったって、何も駅舎の中でなくてもいいのだ。さいわい夏のさなか。寒冷地とはいえ、気温は二十度以上あっただろう。駅前のアスファルトの上にキャンプマットを敷き、ダウンのシュラフにくるまって眠った。

夜中に尿意で目を覚まし、まわりを見てびっくりした。

自分と同じようにザックを傍らにマットを敷き、シュラフで眠っている人たちが駅舎の前に数名。どうやら北アルプスを目指す登山の連中らしい。真夜中にここにやってきて、当然のように路上寝をしているのである。

トイレをすませて戻り、またシュラフに体を突っ込んだ。

周囲の寝息や鼾《いびき》を聞きながら、ふたたび眠りに落ちた。

翌日、ヒッチハイクで車を拾った。新潟ナンバーの大型トラックだった。経験からいって普通車、とりわけ家族連れなどが乗るマイカーなどは、路肩で拇指《おやゆび》を立てる見知らぬ人物の前でめったに停まってくれない。

それでなくても小汚く、無精髭を生やして、でかいザックを足下に置いた私のような不審者を、きれいにしている車内に入れるなどもっての外《ほか》なのだろう。

その点、トラックの運ちゃんの多くは気さくで人なつこく、長距離走行の孤独もあるせいか、話し相手が欲しいようだ。その代わり、仕事の内容から家族構成、好きなプロ野球の球団、飼っているペットのことまで根掘り葉掘り訊かれるので辟易することもある。

姫川《ひめかわ》辺りで釣りをしたかったのだが、トラックの運ちゃんが饒舌にしゃべりながら、どんどん車を南下させていく。青木湖、木崎湖と過ぎて、信濃大町《しなのおおまち》のラーメン店に駐車し、そこで昼をごちそうになってから別れた。

工事車両を捉まえて乗せてもらい、高瀬川の上流に行ったりしたが、テントを張れそうな場所がなぜか見つからず、ちょっとだけ竿を出してボウズのまま戻ってきた。中房川《なかぶさがわ》も同様だったが、有明高原の山中に入ると、やたらと野生のサルの群れがまとわりついて辟易《へきえき》し、その日の午後は安曇野《あずみの》をぶらぶらした。

黒澤明の映画『夢』のラストエピソードに登場する大王《だいおう》わさび農場に行って、清流の中でゆらゆらと揺れるバイカモをぼんやり見つめながら、わさびアイスを舐めていた。

その頃になると、バックパッキングもすっかり板に付いたようで、歩きの筋肉痛もなく、私の心は爽快だった。ずっと独りきりだが、寂しさはまったく感じない。

都会の孤独よりも、田舎の孤独のほうが癒やされる。

阿佐ヶ谷の商店街で立ち話をしたときの、ダンさんの言葉がふっと脳裡によみがえる。

犀川《さいがわ》の河川敷の林の中にテントを張って泊まり、翌朝早く、国道一九号線の路肩を歩いた。やがて白いワンボックスの車が横に停まって助手席の窓が下りて、「乗ってくか？」といわれた。ちょっとヤ〇ザっぽい短髪の男だったが、疲れてきていたので私は乗車させてもらった。

案外と気さくな感じの男性で、山田といったか山本だったか名前を失念したが、どこかの会社の営業担当という話だった。後ろのカーゴスペースには段ボール箱がいっぱい積み上げられていた。

松本まで行くというから、そこまで乗せてもらい、市内で下ろしてもらう。

旧開智《かいち》学校を見たり、松本城のやたらと狭く急傾斜な木の階段を天守閣のてっぺんまで上ってみたり。ドラマ〈白線流し〉の舞台となった松商学園《まつしょう》の前に立って、意外に汚い薄川《うすきがわ》の水面を見下ろしているうちに、ふと北アルプスの玄関口、上高地《かみこうち》にでも行ってみるかと思い立った。

このバックパッキング旅行は、極力、公共交通機関を使わず、宿、ホテルにも泊まらないというルールを決めていた。しかし、上高地に行くとなると、どうしても電車とバスを乗り継がねばならない。

松本電鉄上高地線に乗り、終点となる新島々《しんしましま》駅で降りた。駅の周囲を歩いたが何もないため、梓川《あずさがわ》に下りてみた。思ったよりも幅広の川で瀬も淵もあって面白そうだったが、なぜかあまり釣欲に駆られることもなかったので、水際に座ってぼうっと流れを見ていたり、日差しを受けて暖かな石の上に寝てみたり……。

夕刻、河畔林の木陰でインスタントラーメンを茹でて食べ、日が暮れると新島々駅に戻って構内でSTBをした。

ところが、夜更けになっても表の国道を走る車の音がやけにうるさく聞こえて、目が冴えてしまう。酒でも呑みたかったが、ビールもウイスキーもとっくの昔に呑み尽くしていた。酒を切らしたときのストレスを感じたのは、おそらくこのときが初めてだったと思う。持参していた文庫本二冊はすでに読み終えてしまったので、ザックからラジオを引っ張り出し、イヤホンで聴きながら夜中の一時過ぎにようやく眠りについた。

翌朝、ハイランドシャトルと側面に書かれたアルピコ交通の白いバスに乗り、上高地へと向かった。始発バスからして満員で、上高地まで車内で立ちっぱなし。

終点で下車したときは、もうヘトヘトになっていた。


上高地はやはり観光地だった。

河童橋の袂から見上げる穂高《ほたか》連峰の雄姿は、それはもう絶景という他なく、しかしながら観光客のあまりの多さに辟易した。ザックを背負ってトボトボ歩いていると、「山に登られるんですかー？」などと声をかけられたりするからなおさらだ。

午後も遅くなっていたし、どこかでテントを張らねばならない。

となると幕営指定地しかなく、小梨平《こなしだいら》キャンプ場の受付事務所で一泊を申し込んだ。

梓川を見下ろせる場所にテントを張った。

周囲にはファミリーキャンプをする家族連ればかり。定番のバーベキューに焼き肉。子供たちは走り回り、大人たちはビールにワイン。キャンパーたちがにぎやかに呑む姿を見ながら、まさに喉から手が出る思いだった。私のザックには相変わらず酒がなかった。

そんな中で小さなソロテントを張って、煤《すす》けたコッヘルでインスタントラーメンを食べていると、たいへん惨めな気持ちになる。長旅に無精髭が伸びきり、顔や手足は真っ黒に日焼けし、服は汚れ、周囲からはホームレスを見るような目でにらまれている。

ここでは焚火が禁止されていたので、食事をすませてもすることがなく、私は早々にテントにもぐり込んだ。

うとうとしていたら、いきなりの爆音で起こされる。

出入り口のジッパーを開けると、家族連れが梓川に向けてロケット花火を打ち始めていたので驚いた。

あれだけ感動して、「きれいだね」「美しいね」と指さしていた景色に向かって花火を打ち込むという神経がどうしても理解できない。我慢も限界を超え、サンダルを履き、テントから這い出し、両親を怒鳴りつけた。

彼らは一瞬、鬼に出くわしたような顔でこちらを見ていたが、それ以後、あれだけはしゃいでいた子供たちですらまったくの無言となり、家族一同、暗い顔をそろえてバーベキューの続きをやっていた。

とんだ隣人がいたものだと向こうは思っただろうが、もちろん同情なんかしなかった。

上高地＝観光地には金輪際、足を向けることはないと誓い、バスで帰途についた。

とはいえ、もやもやした気持ちが収まらぬまま街に戻るのは、あまりにしゃくだ。途中の沢《さわ》渡《んど》で下車し、商店を兼ねた土産物屋を見つけた。そこでウイスキーをひと瓶購入してぶらぶら歩いていると渓相の良さそうな沢があった。

霞沢岳《かすみざわだけ》を源流とする、まんま霞沢という名の小川だった。

沢筋の細い林道をたどった。もちろん上高地なんかと違って、人がまったくいない。森に囲まれた静かな渓だった。

いつものように流木などを集めて焚火の用意をし、パックロッドをつないでサンダル履きで浅瀬に立った。釣り人の足跡もなく、魚もスレていない、いい渓流だった。

夢中で釣り登り、ふと気づくと周囲は薄暗くなっていた。そろそろテントに帰ろうと思った矢先、視界の端に水飛沫を見てしまう。広い淵のあちこちでイブニングライズが始まっていた。あわてて大きな白い毛鉤に結び替え、ロッドを振った。

二尾か三尾、リリースしたと思う。

異変が起こったのはそのときだった。前方にキャストした毛鉤が空中を漂ったまま、水面に落ちないのである。蜘蛛の巣にでも引っかかったかと思ったら、それがふいにパタパタと上下に揺れて、唐突に水際に落下した。

あわてて近寄ると、なんとコウモリだった。

空中を舞っていた毛鉤を本物の虫だと思って飛びついたのだろう。テグスが絡みつき、キーキーと叫びながら砂地の上で暴れていた。

指でほどこうとしたが、鋭い牙で噛まれそうだったので、仕方なく俯《うつぶ》せに押さえつけ、ナイフを使ってテグスを切り、無事にリリースした。コウモリは小さな翼をパタパタやりながら、あわてふためいた様子で夕闇の空へと消えていった。

霞沢には一週間ほど滞在した。

毎日毎日、飽きもせずに朝から夕方まで釣りをし、夜は焚火。雨の日は日がな一日、テントの中でごろりと横になり、川をぼうっと見ていた。

庇《ひさし》代わりにテントの上に張っていたタープにしばしば雨水がたまって、その重さでたわむので、ときおり木の棒で下から押し上げてやると、だだーっと音を立てて雨水が小さな滝を作った。

こうして四六時中、川の傍にいると、瀬音に混じって人の声がすることがある。それもおおぜいの。もちろん幻聴なのだが、昔、某所で怖い体験もあったので薄気味悪くなってきた。

別の怖さもあった。

アルコール依存症の患者は幻聴に悩まされるという話を思い出したのである。

その頃から、自分はやはり呑み過ぎだなと自覚するようになっていた。が、もちろん酒をやめるわけにもいかず、「さわさわ」という瀬音とも話し声ともつかぬそれを聞きながら、酔っ払ってテントにもぐり込んだ。

やがて食料が尽き、酒もなくなったので、私は設営したテントを置いて空身で沢渡に下りていった。前に立ち寄った土産物屋で酒、インスタントラーメンやパンなどを買い込み、また林道を歩いて渓に戻った。焚火の火を熾し直し、夕食の準備をしていると、車のタイヤが砂利を踏む音がした。

見れば、河畔林の向こうをパトカーがこっちに来ている。

河原の近くで停まり、制服姿の警察官二名がテントのところにやってきた。どちらもまだ若い警察官で、近所から通報があったためにきてみたのだという。

ハハァと気づいた。あの土産物屋の主人だな。

ホームレスみたいな男が山奥から下りてきたといって、食料を買い込んで戻っていった。そりゃたしかに怪しいだろう。当時、オウム真理教による地下鉄サリン事件と強制捜査の二年後で、あちこちに逃走犯の手配書が貼ってあった頃だ。

私は五分か十分ぐらい職質を受け、住所氏名職業などをくどいほど訊かれた。ようやくこちらが人畜無害なバックパッカーだとわかると、警察官二名はまたパトカーで引き返していった。去り際にひとりがこういい残した。

——ここはクマがよく出ます。くれぐれも気をつけてください。

今にして思えば、暗にここから立ち去れという圧力だったのだろう。しょせん、よそ者は追い出されるしかないということだ。

そろそろ都会に帰る潮時かもしれない。

翌朝、荷物一式をザックに詰め込み、最後にテントをたたんだ。

こうして一カ月近くにわたるバックパッカーの長旅は終わった。

松本駅から中央本線で東京を目指した。

新宿行きの特急あずさのふかふかなシートに座り、駅弁を広げて食べたら、すぐに眠気が訪れた。天国にいるような心地良い充実感と疲れの中でうとうととしながら、長旅の回想をしていた。

森のすがすがしい空気。清冽な渓流。涼やかな山風――。

私の中にどっしりと腰を下ろしていた、あの阿佐ヶ谷の呑み屋街のイメージが、しだいに心から離れつつあった。顔なじみはどんどんいなくなり、街の様子も空気感も変わっていった。

少し寂しい気持ちになりながら、私は毎日のように〈木菟〉の暖簾をくぐっていた。そんなアルコール漬けの都会の日々が、少し煩《わずら》わしく感じられた。

やっぱり都会を離れて、静かな田舎で暮らそう。

夢うつつの中でそう思ったら、たちどころに夢が膨らみ始めた。

夢の？　田舎暮らし

空前のベストセラーとなった『ノストラダムスの大予言』が、「世界が滅亡する（かもしれない）」と人々の恐怖をあおっていた一九九九年も過ぎようとする頃、私は二十年にわたる都会生活に終止符を打ち、山梨の果てにある土地へと移住をした。

ちょうど故郷の土地が公共工事のために県に買われ、まとまった資金ができたところだった。のちに妻となる女性も、老いた母も、地方に移り住むことを了解してくれた。

以来、何年かにわたって、都会では想像もできなかった壮絶な事件の数々をこの土地で体験することになるのだが、そのへんは拙著『田舎暮らし毒本』（光文社新書）をお読みいただきたいと思う。

相変わらず酒は呑んでいた。

田舎とはいえ、周囲に居酒屋もあればしゃれたパブもあった。だから、その気になれば外呑みもできるのだが、なにしろ交通網がほぼ皆無で、自家用車が足という土地柄だ。もちろん飲酒運転をしながら帰宅をするわけにはいかない。

ひと昔前、ここらでは酔っ払い運転が当たり前だった。

今でもあちこちの呑み屋に数台停められる駐車場がちゃんとあるのが、そのなごりである。

酒蔵の蔵開きや洋酒メーカー工場の一般開放の日は、地元の人々がこぞって車で駆けつけ、しこたま呑んでから運転して帰る。だから、軽トラが道を踏み外し、田んぼに転落していた。田舎の呑兵衛たちは「ちょっと呑んで酔ったほうがまともに運転できる」とか、「俺は呑んでも酔っ払わねえんだ」と、酒臭い息でいきまきながら、車を危なっかしく運転して帰っていったものだった。

昔は夜中に国道などを走っていると、明らかにドライバーが飲酒しているとわかる蛇行運転や、無駄で不規則なブレーキランプを点滅させる車を見かけた。

もちろん今は取締が厳しく、確実に飲酒運転は激減している。呑み屋もレストランも酒蔵も、ドライバーの飲酒に関しては禁止を徹底するようになった。というのも、やはり飲酒運転による悲惨な事故が毎年のように発生し、罪もない人たちがそれに巻き込まれて命を落としたからだ。

警察はもちろん当時から飲酒運転を取り締まり、ランダムに検問を敷いてはドライバーたちの呼気を調べてはいたが、なぜかこの重要な問題にさほど積極的に対処していなかったように思える。その頃は飲酒運転に関する刑事罰も軽く、危険運転致死傷罪を立件することも難しかった。

そのため民間で有志が立ち上がり、署名を集めるなどした結果、二〇〇七年になって道交法の改正があり、飲酒運転の厳罰化が進んだのだった。

そんな経緯を踏まえた現在も、飲酒運転はゼロになったわけではない。田舎暮らしの酒呑みにとって呑み屋が遠方にあるというのは大きな問題である。「ビール一本ぐらいなら大丈夫だ」と、手前勝手な理屈で平然と呑んでハンドルを握るドライバーはまだいる。

ちょうど娘が生まれた日の夜。妻子がいる病院からの帰り道、急加速や急減速を繰り返す怪しげな運転をする車に後ろからあおられた。見れば蛇行もしていたし、おそらく酒酔い運転だったのだろう。

路肩に避けるか、思い切りアクセルを踏むかを逡巡しながら急カーブを曲がったところに、道路いっぱいにシカの群れが立ちすくんでいた。

ヘッドライトの光の中にくっきりと浮かんだ野生動物たち。思わず我が目を疑った。夜中とはいえ、国道二十号線の甲州街道である。信じられなかった。

しかも真後ろにピッタリくっつかれていたため、とっさにブレーキは踏めなかった。結果、私が運転する車は手前に立っていたシカ一頭に激突、それを倒して乗り上げ、二頭目も激しく撥《は》ねとばした。

ようやくブレーキを踏んで路肩に寄せ、茫然自失している私の横を、後ろからあおっていたその車は大きく迂回しながら前方に抜け、そのまま去って行く。赤い尾灯が闇の向こうに消えていくのを、私は茫然と見送るばかりだった。

ふつうならその場に車を停め、「大丈夫ですか？」と声のひとつもかけるところだろう。なのに、そいつは見て見ぬふりを決め込んで去って行った。

驚いたことに、私の車が撥ね、あまつさえ倒れたところに車体が乗り上げたシカたちは、いずれも立ち上がり、何ごともなかったかのように涼やかな顔で、他の仲間とともにぞろぞろと山に帰っていった。さすがに野生動物はタフである。

かろうじてエンジンがかかったので、ボンネットから湯気を洩らしながら家まで帰着できたが、翌日、修理工場に持ち込むと、さすがに華奢《きゃしゃ》な軽自動車だけあって、フロントは大きくへこみ、内部のコンデンサーはくの字に折れ曲がっていた。車両保険に入っていなかったので、多額の修理費がかかったのはいうまでもない。しかもこれ、女房が買ったばかりの新車だった。

娘が生まれた晩になんて験《げん》が悪いと嘆いていたが、ありがたいことにその娘はすくすくと成長して成人の日を迎え、今も元気で暮らしている。

この事件は、すっかり私の中でトラウマになった。

だから飲酒運転とあおり運転に関しては、人一倍ナーバスに捉えてしまう。どちらも罪深いし、甘えきった自己中心的な行為である。

とはいえ私も妻も酒が好きだった。たまには家呑みではなく、外の呑み屋にも行きたい。同行者に呑まない人間がいれば運転を頼めたが、毎度、代行やタクシーを呼ぶほど金持ちではないし、歩いて行ける距離に都合良くそんな店があるわけもない。酒を出す店に妻とふたりで行くときは、交互に呑まない役を決めるか、もしくはジャンケンだった。

そんなわけで日頃は家呑みになってしまう。店で呑めば高く付くから、これで酒代も少しは浮くだろうと思っていたら、とんでもなかった。

移住当初は物流が悪く、大きなスーパーやホームセンターもなかった。たとえば魚といえば、釘が打てそうなほどコチコチの冷凍魚しかなかった。そこここの町には小さな酒屋がいくつかあったが、いずれも定価で売られていた。バーボンの〈フォア・ローゼス〉一本が三千八百円もした。

いつしか物流が発達し、こんな地方にも大型店が次々とできた。コンビニやドラッグストアが乱立し、ホームセンターが入った郊外型の巨大ショッピングモールもできた。近所のスーパーでは驚いたことにマグロの解体ショーが行われることもあった。

酒の量販店もできたおかげでビール、日本酒、焼酎、ワインといずれも安く買えるようになった。車で出かけてはまとめ買いをし、相変わらず我が家で呑んだ。庭先で焚火をしたり、デッキでバーベキューをやったり、もちろん食卓でも必ず酒を呑んでいた。

時代はさらに変わり、アマゾンなどネット通販の時代に突入する。

インフラが発達すると都会にいようが田舎にいようが生活の在り方は変わらない。昔はISDNの電話回線だったのが高速の光回線となり、都会の出版社や友人たちとのやりとりもメールでできるようになり、さらにSNSがそれぞれの地方にバラバラになっていた旧友たちとのつながりをもたらしてくれて、なんと何十年も疎遠だった故郷の同級生たちとすら、リアルタイムで情報交換できる時代になってしまった。

すなわち都会にいようが田舎にいようが、たいして違わない生活を送れるようになったのである。

移住したばかりの頃は、物珍しさからか、都会にいた呑み仲間などが遊びに来ては、うちで呑み騒いでいたが、やがて地元に知り合いや友達がたくさんできるようになると、交友関係はそちらが中心となっていった。

移住者と地元民との間にはたしかに壁があったが、私の場合、つとめてその壁を取り払おうと努力してきた。しかし、けっきょく壁は崩しきれず、そうなると移住者同士のほうが結束は固くなってしまう。これは仕方ないことだろうと思う。

ことに私のまわりにはかつて出版に携わったり、さまざまな技術を持っていたりする新住民が多く、相互に扶助関係が結べたことが大きい。

こうして三十代の終わりに田舎暮らしを始め、それから十年も経過した頃、私はおそらく阿佐ヶ谷時代に負けぬほど酒を呑んでいたように思う。

ビールか缶酎ハイを少し呑み、あとはバーボンなどのウイスキーか焼酎である。

阿佐ヶ谷でもそうだったが、この頃はまだ呑むことに対する疑念も怖れもまったくなかった。飲酒は私の生活の一部であった。毎晩、夕食とともに呑み始め、食事が終わると酒がメインとなり、眠るまでだらだらと呑み続ける。

キッチンテーブルで呑み、居間のソファで呑み、ビデオルームで映画を観ながら呑む。

誰かの誕生日だからといってシャンパンの栓を飛ばし、名月が美しいからと徳利とお猪口をデッキに持ち出し、バーベキューだからと缶酎ハイを何本も呑み、雪見酒だといって、表の雪をまん丸に固めた奴をグラスに落とし、そこにバーボンを注いだ。

ようするに呑めさえすれば、理由はなんでも良かったのだ。

〝一月は正月で酒が呑めるぞ♪〟――という歌があるが、つまるところ、酒呑みにとっては、あらゆることが呑むための理由となる。ぶっちゃけ、そうすることによって酒を呑む行為を正当化しているのである。そのモチベーションの裏側には、自身の罪の意識のようなものが見え隠れするから悲しい。

あの〈スーダラ節〉の歌詞、〝わかっちゃいるけどやめられねぇ♪〟は、まさにそんな酒呑みのだらしないいいわけを的確に表したものだと思う。

都会暮らしで外呑みのときは貧乏もあって飲酒量をセーブしていた。しかも呑んだあとは自分の足で帰宅しなければならないので、足腰が立たぬまで呑むことはなかった。

ところが田舎にいて家呑みとなれば、自分にそんな枷《かせ》をはめなくてもいい。いくらでも呑めるし、酩酊すれば布団がすぐそこにある。

阿佐ヶ谷にいたときはマンションの部屋でも呑んだが、たいした飲酒量ではなかったと思う。若い頃は呑めばすぐに酔っ払った。当然、宿酔にもなった。しかし私のように常に呑んでいると、酒の耐性作用でだんだんアルコールに強くなっていく。呑んでもさほど酔わない。物足りないから、もっとたくさん呑むという悪循環にはまってしまう。

我が家には常に酒のストックがあり、知らず知らずのうちに飲酒量が増え、休肝日もなくなっていった。

もともと登山や渓流釣りがしたくて、その現場近くで生活することが移住の主な目的だったにもかかわらず、その登山も渓流釣りも時間的に、あるいは精神的な理由でホイホイと行くことができなかった。

となれば、家で酒を呑むぐらいしかない。

昔は呑むという行為に対して、さほど後ろめたさはなかった。とりわけハードボイルド小説の主人公のように寡黙に酒を呑む姿は、いわば男らしさの象徴だと思っていた。

呑んで酔っ払えば、その日のストレスや悩みは消えると信じ切っていた。

つまり憂《う》さ晴らしで呑むわけだから、酒の味なんてどうでもよく、とにかく酔うことができればいい。高級酒には目もくれなかったが、いわゆる安酒はアルコールの質が悪くて宿酔になりやすいため、庶民に手が出る標準的な価格の酒を選んだ。

焼酎は〈いいちこ〉、バーボンなら〈オールド・クロウ〉、それにテネシーウイスキー〈ジャック・ダニエル〉など。

そうして酔っ払って悩みを忘れ、疲れを吹っ飛ばし、眠くなったら布団に沈む。

酒さえあれば乗り越えられる

田舎暮らしをスタートして以来、さまざまなトラブルが我が家に飛び込んできた。よくもまあ、引きも切らず、こんなことが起こるものだと苦笑するほど、いろいろな出来事が矢継ぎ早に、それもときとして同時進行で襲いかかってきた。

負けず嫌いの私は、そこから目を逸らしたり逃げたりすることなく、いちいちそれを受け止め、ときには真っ向から挑んだ。

原因は人間関係のもつればかりではない。話に聞く村八分なんてめったにないことだし、よそ者に対する多少の警戒やシカト、これは仕方のないことだ。都会生活だって、たとえばアパートやマンション、あるいは一軒家だとしても、ご近所や隣人に悩まされることは珍しくもない。ところが地方に暮らしていると、都会では考えられない幾多の事件や事故が、それも何の前触れもなく、突如として舞い込んでくる。

何しろ周囲はまったきの自然。家屋は雨風雪の影響を受け、停電なんて当たり前。突然、蛇口から水が出なくなるし、雨漏りとの戦いもある。田畑は獣に荒らされる。冬場になれば鉄砲の弾丸が庭先に飛び込んでくる。自分や家族にかかわる相手は善人ばかりとはかぎらない。田舎には田舎のルールがあるが、中には明らかに理不尽と思えるものもあり、それを強要されることもある。

都会にいるときは、何か困ったことがあれば、電話ひとつで業者を呼んだ。もちろんお金はかかるが、そういうものだと割り切っていた。

ところが地方の業者は多忙を理由になかなか来てくれない。予約や約束をあっけらかんと忘れていたりもする。行政は一市民の生活の権利になんて目もくれないから、頼ったり、救済を求めたりするだけ無駄。

けっきょくトラブルは基本的に自分で立ち向かい、自分で解決せねばならぬ。さもなければ尻尾を巻いて、とっととその土地から逃げ出すしかない。

つまり覚悟を決めねばならないのだ。

そんなわけで、長年、田舎暮らしを続けていくうちに、知らず、自分が思慮深くなり、度胸がつき、さらには器用になっていることに気づくのである。

そもそも日常生活からして多忙の連続。夏は草刈り、冬は雪掻き。体力があればまだしも、都会暮らしのひ弱な身体ではとうていこなせないノルマがたまる。

すなわちスローライフなんて夢のまた夢で、あれやこれやとやっているうちに、あっという間に一日が終わってしまう。

そんな私には酒が待っている

草刈りや薪割りで汗だくになり、シャワーを浴びた後のビールの旨さったらなかった。そのあと夕食時には決まってウイスキーや焼酎を呑み、いい気持ちで酔っ払う。

酒こそがゆいいつの癒《い》やしの友のような気がしたものだ。

つまり酒さえあれば、日々の多忙やつらさはなんとかなる。たまった疲れがとれ、明日の活力にもなる。この一杯のために自分は汗水流して働いているのだと思う。

まさに都会とはまったく違う呑み方になってしまったが、酒とは本来、こうして呑み、味わうものだと思っていた。

私的に田舎暮らしでの酒の呑み方はもうひとつあった。

焚火である。

これは私の趣味のひとつ。山や渓流に通っていたときは必ず焚火をし、夜更かしをしながら酒を呑んでいた。

地方移住をして庭に焚火場を作ったのはそのためだ。

都会では絶対にできない楽しみとして、私は庭先での焚火を満喫した。缶ビールや缶酎ハイを傍らに置き、グビグビと呑む。酔いが回ってくるとハードリカーを手にする。マグカップにバーボンを注ぎ、夏場はロックアイス、寒い季節はお湯割りにして、闇に揺らぐ炎を前にひたすら呑み続ける。

独り焚火の前に寝転ぶこともあれば、家族で火を囲み、妻や子供たちとともに串に刺したウインナーを火床にかざしてジュウジュウと焼いて食べたりもした。

大勢で焚火を楽しむこともあった。

移住者の多くは焚火が好きである。

いろんなことで新住民同士の交流が生まれ、仲間ができたが、私たちは定期的に集まっては焚火をする。庭先でやったことも何度もあるが、どうせなら大自然の中がいいと、川の上流部に行っては流木を拾って集め、盛大に焚火パーティをやった。

もちろん酒を呑む者はテント持ち込みか車中泊というルール。

私は毎回、愛犬を連れてきていて、登山で使っているソロテントを張り、眠くなったらいつでもその中で犬といっしょに寝られるようにしていた。

焚火の上には大きな鉄板を敷き、肉に魚介類、野菜。なんでも焼いた。水が欲しければ川に汲《く》みに行く。今でこそちょっと怪しくなったけど、その頃は清流の水をそのまま飲めたのである。

気分良く仲間内で呑むと、酔いが進む。焚火のもたらす興奮もあっただろう。

酩酊したあげく、千鳥足で歩く者。尻餅をつく者。あげくは川に落ちる者もいた。

かくいう私も、何度か醜態《しゅうたい》をさらしている。

楽しい時間が続くと、いつの間にか足腰が立たなくなるまで酔っ払っていることがある。キャンプ用の椅子から立ち上がったとたん、視界がぐるっと回って気づいたら横倒し。周囲の苦笑を招いたりした。藪に入って小用を足したはいいが、木立と藪にさえぎられて焚火が見えず、遭難しそうになったりもした。酔っ払うと足下が怪しくなる上、空間知覚まで狂ってしまうのである。

夜更けにようやく愛犬とテントに這って入り、寝袋にくるまって眠ったはいいが、翌日になっても宿酔で起きるに起きられなかったことがある。昼頃、暑さでようやくテントから這い出したら、すっかり火床《ひどこ》が冷たくなった焚火場にはすでに誰もいなかった。


登山の形態も変わって、それまではザックにテントや食料など生活用品一式を詰め込み、どこまでも歩いて、気に入った場所で幕営をするバックパッキングが自分のスタイルだった。ところが今の場所に移住する頃には、焚火に対する規制も厳しくなっていた。

しかし周囲には高い山がたくさんある。日本百名山のうち五名山ぐらいは近所にあるんだから、どうせなら頂上を目指してみようと、私の登山はそれまでのバックパッキング的な水平移動から垂直移動へと変化した。

山のてっぺんに立って満足し、山小屋で買った缶ビールや持参したバーボンをテントの前で呑む。これがまた旨いし、最高の満足感だった。

見知らぬ登山者とも、酒を通じてすぐに仲良くなれるし、見ず知らずのパーティにまじってワイワイとはしゃいだこともある。

標高の高い場所で酒を呑むと酔いが回るのが早いなんてよくいわれる。長時間行動による体の酷使で疲れている上、高地のために脳が低酸素状態になり、末梢《まっしょう》血管が拡張するために血液循環が促進され、アルコールが回りやすくなるらしい。

しかし私の場合は、なぜかいくら呑んでもさほど酔わないのである。たしかにほろ酔い状態になるのは早いが、それが長時間持続する。それは日頃の飲酒による耐性作用によるものだったかもしれないが、気圧が低い場所で血管が拡張すると、肝臓が元気になるんじゃないかと勝手に思っていた。

よく登山者がフラスコとかスキットルという、手の中に入るサイズのウイスキー専用の金属製容器を持ち歩いているが、私にとって、あんなものではとても足りない。

だから、プラティパスという樹脂製の水筒にバーボンの瓶一本をまるまる入れて、山に持ち込むのである。それをテントの中や山小屋で呑んでいると、気がつけば、なんとふた晩で空になっている。

しかもそれでいて宿酔どころか、ちゃんと朝四時頃にパッと目が覚め、しっかり朝食を取って、まだ昏《くら》いうちから歩き出せるのだから驚異的といえる。

その頃は、酒のない登山は考えられなかった。

かつての西丹沢における避難小屋生活のときもそうだったが、登山とは、呑むための行為以外のなにものでもなかった。

突き付けられた数字

二〇〇八年四月から、健康保険法の改正により、四十歳以上の保険加入者を対象とした「特定健康診査」が全国の市町村でスタートした。

私が暮らす山梨県北杜市では総合健康診断（総合健診）と呼ばれ、毎年梅雨前に市内各地の体育館などで行われ、その日は市民らが朝食を抜き、診査を受けるために集まる。

実のところ、これが憂鬱だった。

毎年のように事後、保健指導として呼び出されるからである。

それも、いつも決まった項目――中性脂肪値、γ‐GTP、そして腹囲の三点。

中年太りというほどではないが、私は少々、腹まわりの肉付きがいい。それがメタボリック・シンドロームの基準値に引っかかる。「ちょいデブがいちばん長生きといわれてんだからいいじゃないか」といくらいいわけしても、基準値は基準値なのだそうだ。

そして中性脂肪値と肝臓の状態を示すγ‐GTPの数値はいわずもがな、いずれもアルコールによる弊害。飲酒がもたらす体の危険信号だ。

γ‐GTPは胆道から分泌される酵素で、肝臓に異常があれば血液中にこれが流れ出る。すなわち飲酒による肝機能低下のバロメーターとして知られている。男性の場合は50ＩＵ／Ｌ以下、女性は30ＩＵ／Ｌ以下が正常値とされる。

これが四十代終わり頃には90以上あり、それが五十歳を過ぎるとさらに上昇、２００〜３００といった三桁が当たり前という状態になってしまった。

中性脂肪値も血液中の中性脂肪の量だから、飲酒癖のある場合はγ‐ＧＴＰと連動して大きくなる。

その数値を、健診のたびに少しでも下げようと、あれやこれやと涙ぐましい努力をする。ウコンの粉末を飲んでみたり、アロエジュースを飲んでみたり、肝臓にいいとされるさまざまなサプリメントを試してみたが、状態は一向に好転しない。

総合健診の三日前になって限定的に断酒を試みるも、けっきょくは日頃の不摂生が血液検査の結果として正直に出ることになる。

健診が終われば呼び出され、「肝臓の数値がどんどん悪くなってますねえ」と、保健指導のおねえさんからネチネチとお説教を食らうのである。「毎週二日ぐらいの休肝日はちゃんと作ってますか」と訊かれ、「あ、はい」とついつい嘘をつく。

ちなみに厚労省が推薦する適正飲酒量は、一日平均、純アルコールで二十グラム程度とされている。酒呑みに純アルコールで〝二十グラム〟なんていわれたってわかんないが、ビールなら中瓶が一本。日本酒は一合。ウイスキーはダブルが一杯。焼酎は〇・六合。

ふざけんな、そんなもんじゃ呑んだ気がしねえだろうと憤《いきどお》る。

こちとら酔いたいから呑んでんでえ——と、これでは依存症を自白するようなものだ。

そりゃ、半年も肝臓を休めず、毎日浴びるほど呑んできて、それが健診前の三日間限定で禁酒をしたって何の意味もないことは自分でわかっている。そんなことを毎年毎年繰り返し、毎年毎年、結果が悪くなっていく。

まさしく負のスパイラル。

さて、どうしたものかと毎年のように思うのだが、それから幾日もしないうちに、そんな悩みはすっかり雲散霧消して、元の木阿弥じゃないけど、涼しい顔でグラスに氷を鳴らしながらバーボンのロックなんぞを呑んでいるのである。

その頃になると、独り呑みをしても宿酔なんてことがよくあった。

朝になると妻に「酒臭い」といわれるのである。

飲酒に歯止めが利かなくなっていたということだ。こんなことで健康が取り戻せるはずもないのに、まったく根拠のない希望的観測で〝そのうちなんとかなるだろう～♪〟と、これまた植木等のごとく心で唄いながら、変わらぬ飲酒生活を続けていく。

「歳を取ると酒に弱くなる」なんていうが、私の場合、おそらくそれはなかったように思う。断酒を決行したのは還暦を過ぎてからだが、それまではひたすら呑み続け、飲酒量は増えていった。弱くなるどころか、むしろ酒に強くなった。

いくら呑んでも酔わないため、物足りず、結果として杯を重ねることになった。これは先述もしたが酒の耐性作用によるもので、アルコールを摂取すればするほど脳の感受性が鈍くなり、結果飲酒量が増える。これがつまり酒に強くなるということ。よく肝臓が鍛えられるなんていうけど、そんなものではない。

すぐに顔が真っ赤になったり酩酊したりするよりはいいと思われるかもしれないが、酒に強いというのは、呑兵衛にとっては〝物足りない〟ということで、必然的にアルコールの摂取量が増えていくのである。

これは脳内で快楽を伝達する物質であるドーパミンによる作用だ。

酒だけでなく、煙草を吸っても、美味しい食事をしても、セックスをしても、脳内にはドーパミンが分泌され、快楽となる。たとえば家族の団欒とか、恋人との出会いなどの多幸感をもたらす〝しあわせホルモン〟と呼ばれる快楽物質であるセロトニンやオキシトシンと違って、ドーパミンは麻薬の快楽でもわかるように直接的な心地よさ、快感をもたらすものだ。

飲酒を重ねて耐性が生じれば、それだけドーパミンが出にくくなるため、「もっと快楽を！」

ということでさらに回数を重ねたり、アルコール濃度を濃くしていくことになる。

だから酒は合法麻薬ともいわれている。

それも習慣性においては覚醒剤や麻薬をしのぐというから、まさに危険ドラッグである。海外ではあらゆる麻薬、薬物に手を出した人間が最終的に行き着くのが酒だという。だからターミナル（最終駅）・ドラッグと呼ばれるそうだ。

もちろん自分がひたすら呑み続けた日々に、そんなことは考えもしなかった。


飲酒といっても楽しい酒ばかりではない。

悲しさや悔しさ、恐れ、痛みや疲れといったネガティブな感情や神経反応から逃れるために呑むことも多い。

庭草の刈り払いをやったあとのビールは旨い。ハードワークで疲れた体を癒やすために呑むことも、ある種のネガティブな呑み方かもしれないが、女性のキッチンドリンカーが増えてきた原因はまさにそこにあるだろう。

私も、仕事が不調だったり、人間関係が悪化したときなど、心の癒やしを求めて酒に走った。気持ちを抑え込むためにはアルコールによる酔いがうってつけだと思っていた。

ハードボイルドの探偵たちが眉間に皺を寄せ、独り寡黙に渋く暗い顔でカウンターに向かってバーボンをあおる姿はかっこよく見えるかもしれないが、あれはけっしていい呑み方ではない。典型的なストレス呑みだし、体にも悪そうだ。

しかしそんな不機嫌な呑み方が受け入れられたし、ある種の文化だった時代でもあった。酔っ払って醜態をさらすのはみっともないが、ハードボイルド小説の元祖のひとりレイモンド・チャンドラーの代表的な小説『長いお別れ（ロング・グッドバイ）』の冒頭で、テリー・レノックスという風来坊が主人公の探偵フィリップ・マーロウの前でグデングデンに酔い潰れながらも、品のいい酔っ払いの姿を演じる。

それがふたりの友情となっていくわけだが、昔は酔いどれも、それだけ社会に認められていた。酒が文化の一端をになっていた。

河島英五が唄った〈酒と泪《なみだ》と男と女〉も、寂しさに負けそうになった男が酒を呑んで酔い潰れ、失恋とおぼしきことで疲れた女が泣きはらし、やがて眠りに落ちる。それだけの歌詞なのだが、それがどうしてあそこまでヒットしたのか。

時代性といえばそれまでだが、戦後の経済成長の中であくせくと働いてきた社会人が憂さ晴らしに酒を呑む。さまざまな人間ドラマを織り交ぜながら、呑み屋に流れ、赤提灯で呑み、くだを巻きながらもより良い明日を信じて今日という日を終えるために欠かせぬ儀式だったのだと思う。

疲れ切った人生を歌で切り取ったからこそ、この歌は共感を得たのだろう。

今の時代はあの頃とは明らかに違う。

悪化していく世界情勢とともに、先々への不安がつのり、未来には希望もない。


健康志向の時代といわれる。

厚労省の発表によると、日本の総人口のうち、五十五パーセントが「飲酒習慣がない」という。これにはびっくりした。

年齢層で見ると、若い年代ほど飲酒する者が少ないようだ。

会社の上司は新入社員たちの付き合いが悪くなったとぼやき、最近の若手の小説家もあまり酒を呑まず、夜更かしもせずに早起きで原稿を書く人が多くなった。それにともなって編集者たちも居酒屋での打ち合わせを避けて、明るい時間に喫茶店のテーブルでゲラや資料を広げるようになった。

喫煙者は毛嫌いされ、若者たちの酒の呑み方もおとなしくなった。大学のサークルの新歓コンパでのアルコール・ハラスメント、すなわち一気呑み強制による急性アルコール中毒事件なんて、近頃はあまり聞かない。

登山の最中、山小屋で酒を呑み過ぎて騒ぎ、周囲に迷惑を及ぼしているのは、だいたいが中高年である。今どきの若い登山者たちは静かに幕営し、カリカリとコッヘルを鳴らして夕食を食べ終えるや、早々にテントに入って眠ってしまう。

たしかにネットや雑誌には健康に関する記事や宣伝があふれている。

しかし本当に人々は健康志向なのだろうか。

今、この国では金持ちと貧乏人の格差が開き、努力が報《むく》われず、ずる賢さがすべてに勝り、矜持《きょうじ》を忘れて強い者に付き従っていくしか生き残る方法がない。いっぱしの問題意識、いっぱしの正義感がいったい何になる。「仕方ない」を合い言葉にしたように諦めきって、刹那《せつな》的にその日その日を生きていく。そんな崖っぷちに立たされたような我々にとってみれば、心を豊かにする文化に触れる余裕すらない。

スマホの小さな液晶画面に表示される情報と娯楽のみに頼り切って、さしたる高ぶりもなく、疑り深い目をして、醒めた意識でドライに生き続ける。そんな現代人にしてみれば、今や酒さえも不要なツールとなってしまったのではないか。

思うに、健康志向というのはあくまでも名目であって、すべてにしらけきった人々が、しだいに酒という古い文化を見捨てていってしまったことの証《あか》しであるような気がする。

都会にいると周囲の濁りに隠されて見えないことが、田舎で暮らしてみると、奇妙にすべてがクリアに見えてくることがある。

不幸の谷底

酒を呑むための理由はなんでもいいと書いたが、たしかにシチュエーションによって酒の味が変わることはある。家で食べるとてもたいして美味くもないインスタントラーメンが、山のてっぺんで食べると極上の味に思えるように、自然豊かな場所で美しい景色を見ながら呑む酒はやはり別格だった。

田舎暮らしの中で自分の飲酒量が増えていったのは、そんな理由もあっただろう。が、私の場合、多くがストレスによるものだった。

さまざまなトラブルに見舞われ、好きな登山や釣りにも行けず、日々のノルマに追いまくられ、あっという間に一日が終わってしまう。夫婦関係にも亀裂が入り、すぐに喧嘩が始まる。そうなるとテレビの前にいた子供たちも、黙って二階の自室に逃げ込んでしまう。

ストレスの坩堝《るつぼ》となっていた自分に逃げ場はなかった。

だからよけいに酒を呑んだ。それも味わうためではなく、ただ酔ってしまいたかった。

いくら呑んでも、いくら酔っても、それが何の問題解決にもならないことは薄々感づいていたものの、惰性で呑み続け、自分で気づかないうちに身体への負担がどんどん大きくなっていった。

　さらに心もアルコールにむしばまれていった。

　その頃の私は典型的なネガティブ思考だった。卑屈な気持ちになっては、ものごとの悪い面ばかりを見る。他人と自分を比較しては、悲観的に考える癖が身についてしまった。しかも過去の失敗を回想し、あのときああすれば良かった、こうすれば良かったと後悔ばかりする。こうしてどんどん、自ら不幸の谷底に滑り落ちていくのである。

　都会に暮らしていたときは、そんな自堕落な生活もそう悪くは思わなかった。みっともなく酔い潰れても、孤高のフィリップ・マーロウ探偵を気取っていればよかった。ところが森や川や田んぼしかない田舎でそんなていたらくでは醜態をさらすだけだ。家でいくら酔ったところで、会話がこじれて妻と口論になるのがオチである。

　その頃から物忘れが多くなった気がする。

　人との約束をすっぽかしてしまったり、歯医者の予約日や時間を間違えて記憶していたり、依頼された原稿の仕事をまるきり失念していたこともある。これはもしや認知症の始まりではなかろうかと不安になった。

　脳ドックを受けてみたら？　と、妻にいわれたりもしたが、もしも脳機能に障害が見つかったらと想像すると、恐ろしくて医者にかかることもできなかった。

ある年の初夏。

総合健診の結果、肝機能を示すγ‐GTPが決定的な結果を叩き出してしまう。50IU／L以下が正常値のところ、なんと十倍の500IU／Lに近い数値だった。

もっとも知り合いの中には1000を越えたり、「俺は2000GTだぜ！」と悲報とも冗談ともつかぬことをいって笑う奴もいたが、減酒の努力をして数値が減っていくどころか自己最悪記録を出したのだから、やっぱりショックだった。

ここ数年、総合健診の結果を見ると、必ず肝機能の項目に「軽脂肪肝」と付記されていた。脂肪肝というのは肝臓に中性脂肪が過剰に蓄積された病態をいう。肥満の人間や、私のように多量飲酒する者に起きやすい。肝臓は損傷と再生を繰り返す内臓だが、自己修復が追いつかずに肝炎になると、網目状の結合組織が肝臓を覆って、線維《せんい》化が進む。その部分は細胞が死んでいき、さらに線維化が広がっていく。

こうなればもう肝硬変という末期的病態である。

それが肝癌に進んでしまえば、末路はいわずもがな、である。

自分がその一歩を踏み出して、かなりのところまで行っていることは間違いない。ただ、それを認めたくなくて、あれこれと呑んでいい理由を探す。

よく、「俺は酒に強いから大丈夫だ」なんていったものだが、実は肝臓のアルコール分解能力は肝臓のダメージの程度に反比例するらしい。つまり酒に強いということは肝臓がアルコールの分解にそれだけ頑張っているわけで、呑めば呑むほど肝臓は疲弊していく。むしろ酒に弱いほうが、早々に肝臓がグロッキーをうったえ、気持ち悪くなったり、眠くなったり、おかげで多量にアルコールを摂取せずにすむ。

実際、私は肝臓が人並み以上に働いてくれたおかげで、飲酒量がどんどん増えてくるという悪循環におちいってしまった。

家の酒のストックが尽きるのが不安で仕方なく、最後の一本がなくなるまでに必ず次の酒を買いに行く癖が付いていた。何しろ自分の飲酒時代の末期は、バーボン一本を三、四日で空けていたし、恐るべきことに焼酎〈いいちこ〉の一升瓶や1・8リットルパックすらもたったの三日で空になった。

家族に酒という酒を棄てられたあげく、料理酒やみりんにまで手を出してしまう悲しい依存症患者の話があった。自分はそこまでではなかったが、やはり呑むべき酒がなくなることに不安をおぼえていた。

隣県に酒類が安いスーパーがあるのだが、いちいち遠い店まで車を出していられないので、少し値段が高くても近所のコンビニで買ってしまう。そうして毎週のように同じコンビニで缶ビールや焼酎を買っていると、なじみのレジの店員と目が合って、なんだか気恥ずかしくなったものだ。

　ここまで来れば、飲酒のコントロールができていない証拠。いわゆる適正飲酒という呑み方からどんどん遠ざかってゆく。

　さいわい私はまだ朝呑みをするほどではなかったが、夕刻になってくると自然と酒のことを考えるようになった。夕食前からビールや缶酎ハイを呑み、食後はウイスキーや焼酎といったハードリカーに切り替わる。

　食事のときは必ず酒を呑む。食事と飲酒をペアリングで考えていると習慣飲酒になり、だんだんと飲酒量が増えてくる。

　食事が終わったら終わったで、今度は酒がメインになる。そうして寝るまでだらだらと呑み続けるのである。

　たとえば今夜は午後十時で飲酒を切り上げようと思っていても、時計の針がちょうど十時を指したときにパッタリとやめるのではなく、「十時ちょうどに呑む酒が最後だ」と自分にいい、水割りを作ってくる。ところがそれを呑み終えても物足りず、「次が最後の一杯」とつぶやいて濃いめのロックを作ってくる。ひどいときはこれが数回も続いたりする。

　これは酒を呑むのではなく酒に呑まれている状態。

　おわかりの通り――すでに立派なアルコール依存症である。

ところが自分ではどうしてもそれを認められない。心のどこかで「もしや？」とは思うのだが、すぐにその疑念を打ち消して、「自分はまだ大丈夫」と根拠のない正常性バイアスにしがみついてしまう。

アルコール依存症は「否認の病気」または「否認の病理」といわれるそうだ。

自分がいわゆるアル中であることを認めると、社会の落伍者としての烙印《らくいん》を押される。閉鎖病棟に入れられるといった負のイメージが生じるため、本人が頑としてそれを認めない。だから受診の機会を逃し、治療の開始までに時間がかかってしまう。

アルコールによる脳障害や行動障害、健康障害などが顕著になって初めて医者にかかっても、二度と健常な身体には戻れない。

太く短く生きてみせる

概して日本人は欧米人に比べて酒に弱いといわれるが、酒に強いタイプはふたつに分かれる。すなわち肝臓の処理能力の強弱である。

欧米人の酒呑みは、肝臓がアルコールを分解する能力が低いのに、体質的に酒に強いという。ところがこの場合、アルコールが体内にとどまる時間が長く、脳が高濃度のアルコールにさらされる時間が長いため、宿酔になりやすく、依存症になるリスクが高まるし、認知症などの脳障害が出やすい。

私のような日本人を始めとする黄色人種にたまにいる〝酒豪〟たちは、肝臓のアルコール分解能力は高いが、そのぶん肝臓の負担が大きくなり、ゆえにさまざまな肝障害を引き起こすケースが多いらしい。

それにしても総合健診の結果のたびに、「はあ」と溜め息をつき、保健指導をされながらも、何も変えようともせずに呑み続ける。やはりなんとかせにゃならんなあと考え始めたのが、ちょうど還暦を過ぎた頃だった。

女性は五十歳前後で閉経を迎え、エストロゲンという女性ホルモンが減少するため、その頃から更年期障害が出てくる。

最近では、男性もテストステロンというホルモンの減少で不安ややる気の低下などの症状が出てきて、「男の更年期障害（LOH症候群）」といわれているそうだ。それが還暦を迎える六十歳頃から著しく衰えるようになって、かくいう私もいろいろと思い当たる現象がある。

実は人間の老化は二十歳から始まり、三十歳から次第に加速していくそうだ。しかし、多くの老化現象はほとんど実感がなく、それが最近、疲れやすくなったとか、ちょっと動くと息切れするとか、朝起きたら身体が痛いとか、急に老眼になって近くが見えなくなったとか。そんなふうに少しずつ実感しだして、急にがーんと来るのが六十歳前後らしい。

髪の毛は早くから白くなった。

三十代の終わり頃から目立ち始め、胡麻塩頭になり、毛染めなどで必死に抵抗していたものの、田舎暮らしの苦労やストレスで白髪化が一気に加速。おかげで子供たちがまだ小さな頃、連れ添って山に登ると、「おじいちゃんといっしょで良かったねえ」と子供が声をかけられ、ちょっと悲しくなったものだ。

老眼は五十歳前から来ていた。釣りの最中に毛鉤の小さな孔《アイ》にティペット（テグス）の先を通せなくなって、それと気づいた。昔はいちいち近視眼鏡を目の下にずらして近くを見ていたが、その姿はあまりにジジ臭い。今ではすっかり遠近両用眼鏡のお世話になっている。

さらに飛蚊症や難聴、男性特有の前立腺肥大。夜間頻尿。膝の痛み……。

歳を重ねるにつけて、老化による症状が次から次へと出てくる。飲酒がそれを加速させていることは医学的に証明されている。

アルコールを摂取すると身体の水分が尿によって排出される。当然、肌も乾燥し、皮膚がカサカサになったりする。また体内の抗酸化物質を消費することが知られ、肌細胞が錆《さ》び、ビタミンも不足していくので老化が進む。

肌ばかりでなく、人間の肉体は加齢によって衰え、筋肉は萎縮し、脳細胞もどんどん減っていく。どこか無理がかかった部位から、深刻な病気が生じたりする。ところが多くの人は老化とはそういうものだと諦めている。もちろんそれぞれの人生だから、百人百様の生き方があろう。呑兵衛たちは自分の老化、衰えを感じつつも、しかしながらそれを酒のせいにしたくない。老化現象は誰にだって起きるものだから仕方ないし、たしかに飲酒もかかわっているかもしれないが、根本的な原因はきっと別のところにある。そう信じようとしている。

よく、作家は無から作品を作り出すのが仕事だといわれる。

けっして〝無〟ではなく、多少の質量がある材料をかき集めて物語を綴《つづ》るのだが、それはともかく、理屈をこねることが仕事のようなものだから、いきおい言葉器用になる。飲酒のいいわけを巧みに考えては相手を煙に巻こうとする。

酒で早死にするというのであれば、太く短く生きてみせる——などと、いきまいていた。ところが今にして思えば、そんな大言壮語を吐く者にかぎって、そいつの人生はちっとも太くなんかないのである。いや、皮下脂肪だとか無駄なものがたくさん身体につまって太くなってるところはあるかもしれないが、客観的に見ても、笑っちまうほどに刹那的で、ちっとも価値のある人生なんかじゃない。

生き甲斐を見つけ、それに邁進《まいしん》し、夢をかなえ、幸せな日々を送るような人間は、あくせくと太く短いような人生を送ってはいないだろう。必要なものと不要なものをきちんと取捨選択し、ゆったりとした大河の流れのようにマイペースな人生を送っているはずだ。

果たして自分はどうだろうか。

たしかに小説家になるという子供の頃からの夢はかなえることができた。

そこから先、小説家であり続けるために、血のにじむような努力を重ね、死に物狂いで仕事をしてきた。そんな中でゆいいつの気晴らしが酒。それもヘビードリンキングに溺《おぼ》れる毎日だった。

それは都会を離れ、田舎に移住しても変わらない。むしろ飲酒量が増えて、身体にダメージを与え、老化を加速させている。


歳を取るということは、それだけ先の人生が短くなっていくということ。

年寄りはいやでも過去を振り返ることになる。

あの頃は良かったとか、あんな楽しいことがあったとか。未練がましく過去に思いをはせている。

亡き母を見ても思ったが、年寄りに未来はなく、ただ過ぎ去った時間があるのみ。だから懐かしい日々を振り返り、「若い頃はあれをやった」とか「昔は良かった」とかの口癖は仕方ないことなのだろう。

とりわけ私の場合、子供の頃から一般人よりもちょっと濃い人生をたどっていたようだ。それほど印象的に心に刻まれているのか、あるいはたんに記憶力がいいのか、昔のことはやけにはっきりと憶えている。だから懐かしい少年時代を振り返って自伝的小説『風に吹かれて』（ハルキ文庫）を書いたりした。

けっきょく自分が歳を取ってようやくわかったが、老人が昔を懐かしむことは決して悪いものではないような気がするし、むしろ自然なことなのだ。

前章で書いた阿佐ヶ谷での酒浸りの十年間は、今にして思えば、まるで夢か幻のような日々だった。けっしていい記憶ばかりではなかったが、妙に人間臭くぶきっちょで、それでいて過激なほどにドラマチックな十年間であった。

それがたまらなく懐かしかった。

あの〈木菟〉の狭い店の中で、気の置けない呑み仲間たちと莫迦騒ぎをし、朝まで呑んだ記憶が走馬灯のように脳裡をめぐる。しかし私はそこに戻ることはできない。

都会から離れて暮らしていると、あの頃の阿佐ヶ谷がまだそこにある気がする。だから、たまに打ち合わせなどで上京したとき、ＪＲ中央線の電車に揺られ、ふらりと阿佐ヶ谷駅に降りることがある。

けれども駅前の繁華街を歩いても、呑み屋通りを歩いても、何かが違う。見た目はそう変わっていないのに、なんだか街の空気が変わってしまった。

小便臭い裏通りが妙に清潔になっていたり、なじみの店のほとんどがなくなり、一方で知らない店がたくさん増えていたり、小ぎれいでおしゃれなバーやパブでファッショナブルな若者たちが歓談したりしている。

ひところの阿佐ヶ谷はもう存在しない。

ダンさんもジェリーも、もういなくなってしまった。

過日、釣りの師匠スズキさんが鬼籍に入り、かつまた洋食屋〈チャンピオン〉のチョウさんも、とうとう訃報が届いた。

もちろんあの夜、〈ランボオ〉で寂しい横顔を見せていた堀さんも、バラックのような古い建物とともに消えて、今は瀟洒なマンションがそこに建っている。

これが現実だとしたら、もしや私が知っていた時代の阿佐ヶ谷は、リップ・ヴァン・ウィンクルのごとき酔っ払いが見た夢だったのだろうか？

あの頃に戻りたいと思っても、時間を戻すことはできない。

――ボギー、あんたの時代は良かった。

沢田研二の歌がふと脳裡をよぎる。

今さら都会の片隅で小説や映画の探偵を気取って呑もうとは思わない。映画『三つ数えろ』

や『マルタの鷹』のハンフリー・ボガートのスタイルを真似るような者はすでにいない。バーのカウンターで紫煙をくゆらせ、孤高に酒を呑む男は迷惑がられるか、指差されてクスクスと嗤《わら》われるだろう。

ハードボイルドという言葉も死語になりつつある。

そんなわけで私はひどく孤独を感じ、山梨の田舎の片隅で静かに呑む。

たまに移住者仲間で焚火を囲むときは別として、いつもの家での独り呑みに笑顔はない。笑い声もない。しんみりと、ただ静寂の中に心が沈んでゆくように酔いが進むだけだ。

だったら、今さらなんで呑んでいるのだろうと思った。

ただ寂しかった。

笑顔が消えた

移住をして苦労した日々もあっという間に過ぎる。

歳を取ると、なぜか時間が加速する。一日がとにかく早い。

子供たちは元気に成長してくれ、ふたりとも意気揚々《ようよう》と都会に出て行った。

家族の一員でいてくれた犬たちも、次から次へと寿命を終え、気がつけば二十数年、連れ添っている妻とふたりきりでここにいる。

しかも子供らがいなくなったとたん、子育ての重荷から解放されるどころか、夫婦の諍《いさか》いが絶えなくなった。原因はきっと〈空の巣症候群〉という奴だ。夫婦喧嘩は犬も食わぬといわれるように、いつもつまらぬ原因で唐突にそれが始まる。しかもいったん始まると止まることを知らない。互いに酒を呑んでいると引くに引けなくなる。双方がヒートアップしていく負の潤滑剤である。

こんなはずじゃなかった。

そう思いつつ、幾度、過去を振り返るも、自分が戻るべき場所はすでにない。

故郷の土地も家も引き払い、懐かしい阿佐ヶ谷の街も時代とともに変貌してしまった。

そして私から笑顔が消えていた。

どんどん悪化していく肝機能の数値。そのほか、いろんな健康不安もあった。

数年前の総合健診で膵臓に嚢胞《のうほう》が見つかり、総合病院でＭＲＩを撮ってもらった。さいわい癌化するような悪性のものではなかったのだが、こういうことがたび重なってくると、少しずつだが、かたちの見えない死への恐怖のようなものが心に生じる。

双方のストレスが原因で夫婦喧嘩の果てにふて寝をし、宿酔の不快感の中でどんよりと疲れ果てたまま目覚めた、そんなある日の朝。

私はぽつりとつぶやいた。

「酒、やめるかな」

Chapter 3

酒を断つ！

気軽に約束しない者こそが、もっとも誠実に約束を守る。

――ジャン＝ジャック・ルソー

それはある晴れた日の朝、突然に始まった。

——と、まるで小説の書き出しのようだが、本当にそうなんだから仕方ない。何の前触れもなかったし、だしぬけに降って湧いたようにその気持ちが胸の中に生じた。何もかもがイヤになって投げ出したくなる。人間、ひょんなことでそんな気持ちになるもの。それがたまたまアルコールだったという話。

自分が気づかないうちに、ここに至るまでにいろんなことが積み重なっていって、その重さに耐えきれなくなったということなのだろう。

とにかく私は決意した。

飲酒量を減らしたり、土日だけにしたりなどの減酒も考えたが、そんなことをちまちまやっても、すぐに元通りになるだけだ。いっそのこと、酒を断ち切るしかない。

今日からもう酒を呑まない。この先、一滴も呑まない。

前の夜、ひどく酔っ払って寝る前からなんとなくは考えていた。明日から酒、やめてみたらどうかな、と。ただし、いつものように一夜過ぎたら、そんなことはすっかり忘却するものだと思っていた。

ところがしっかり憶えていた。

軽い宿酔の頭を抱えて洗面所に立ち、無精髭の生えた自分の顔をじっと見つめた。

朝食のとき、妻に向かって断酒を宣言したものの、当然のように一笑に付された。それが火に油を注ぐことになって、子供っぽく意地を張った。

「――本当に酒をやめる。一生ずっと呑まずにいる！」

「だったら、やってみれば？」

皮肉を込めた彼女の言葉の中に、自分の弱さを見切られたような気がして、私は腹立たしいというよりも情けなかった。

今にして思えばあまりに衝動的な、いわば捨て鉢な決意だった。絶対に呑まないといいながらも、正直いって、果たして自分に断酒ができるかどうか自信がなかった。

もともと三日も休肝日を作れば、酒への強烈な欲求にさいなまれていた。つまり典型的な依存症だったにもかかわらず、自分はアル中じゃないし、大丈夫だといいはっていた。

これまでも「酒をやめる」と思ったことはある。

たいていは宿酔がもたらすいろいろな苦痛や不快感のため、頭を抱えながら「もう二度と呑まない」と独りごちたものだ。もっともそんな刹那的な決意は夕方になればすっかり消えて、いつものようにバーボンや焼酎のロックや水割りを呑んでいた。

しかし今回は違った。

重い腰を上げて動いてみようと思った。

何かの記事で読んだ記憶があるが、断酒には精神力とともに体力が必要なのだという。歳を取れば、どんどんそれが難しくなる。すでに私は還暦を過ぎていたし、実行するなら今しかなかった。

最初にやったのは、手近にあった酒の瓶、ボトルの中身を流し台に捨てることだった。

つんと鼻をつくアルコールの匂いが手招きしているような気がしたが、私はあえてそれを無視した。眉間に深く皺を刻みながら、酒という酒をすべて捨てた。

琥珀色の液体も透明な液体も、未練がましい香気を放ちながら排水口から消えていった。空の瓶やボトルも中を徹底的に水でゆすぎ、翌月初めのリサイクルゴミに出すべく、まとめて表のコンテナボックスに放り込んだ。

これが本当にただ捨て鉢で衝動的なものだとすれば、いとも簡単にふたたび飲酒をしてしまうのではないか。そんな疑念も心にあった。

それでも先述したような飲酒へのむなしさ、習慣的に呑み続けることへの疑問が、冷たい石ころのようにずっと体の中心にあったおかげで、断酒という言葉が現実味を帯び、ただ事ではないような気がしていた。

これは約束事と考えた。

そして約束という言葉は何よりも重い。

誰に対しての約束も、けっきょくそれは自分に対してするものなのだ。

そんなわけで六十一歳にして、初めての断酒決行。

禁断症状

最初の数日がつらかった。

三日の禁酒を経て、ついに四日目。ここからは未知の領域である。

予想通り、禁断症状がやってきた。

文字通り喉から手が出るほど、酒が欲しい。仕事をしているときも、ぼうっとしているときも、酒のことが頭に浮かぶ。泡を載せた生ビールの呑み心地を思い出し、ロックアイスを入れたバーボンの香りと味を想像する。その欲求を抑え込むようにして、頭の中の幻を必死に消しゴムで消しにかかる。

とりわけ、いつもならばこれから呑み始めるという時刻——夕方がいちばん応《こた》えた。気がつけば酒のことばかり考えている。どうしてビールや焼酎が手元にないのだろうと思う。あわててその気持ちを振り払う。

夕方になる前から、書斎の窓にブラインドを下ろした。

とっぷりと日が暮れても、「今はまだ昼なのだ！」と無理に自分にいい聞かせ、仕事に打ち込んだ。ひたすら原稿を書き、ゲラ（校正紙）の赤入れをやった。

不思議とこのやり方が功を奏して、身体の奥からむくむくと立ち上がってくる酒への欲求あるいは飢餓感が、いつしか消えているのに気づいた。

アルコールの禁断症状は離脱症状ともいわれる。

これが自分の身に起きるということは、間違いなくアルコール依存症だという証拠である。それまで何度となく他人にいわれるたび、俺は依存症ではないと否定してきた。あれやこれやと理屈を並べ、理由を作って呑み続けてきた。まさに「否認の病理」だ。

だが、こうなってはもう否応なしに、そのことを認めねばならない。

続いてやってきた症状は不眠だった。

呑んでいた頃は、いつも酔っ払って眠りについたおかげで寝付きが良かった。ところが酒をピタリとやめたとたん、まったく眠気が訪れない。ベッドに横たわり、目を閉じる。意識が冴えてあれこれと考えてしまう。

溜め息をつき、寝返りを打ち、眠れないからと、また溜め息をつく。

昔から不眠になったときは、あっさりと諦めたことを思い出した。

部屋の明かりを点けて、書斎に入り、仕事をした。さいわい自由業である。翌朝の出勤がない。昔は毎朝、犬の散歩がてら、子供たちをスクールバスの停留所まで送っていたが、今は彼らも大人である。だから決まった時間に無理に起きなくてもいい。

眠れないのなら、これさいわいと原稿書きに専念する。また、読書をし、あるいは映画を観て夜更かしをしたりもした。

五日目辺りからようやく眠れるようになったはいいが、今度はひどい寝汗に悩まされた。

健康な人はひと晩の就寝中にコップ一杯程度の汗をかくというが、そんなものじゃない。冗談抜きにバケツ一杯分ぐらいの汗をかいて、そのため布団がまるで水浸しになったみたいになる。たまらず掛け布団を剝ぐと、温泉のように湯気がモウモウと立ち昇って驚く。

断酒を始めたのは五月。過ごしやすい季節なのに、真夏の発汗以上で驚くべき量だった。

仕方なく、寝間着代わりのジャージと下着をすべて脱いで、新しいものに着替え、水を含んだスポンジみたいに不快に湿った布団にもぐり込んだ。

翌朝、デッキの手すりに布団を干していると、そこに大きなハエが大量にたかっていてびっくりした。気持ち悪くて、シーツを取り替えなければならなかった。

飢餓感と不眠と寝汗。それが私に来た三つの離脱症状だった。

断酒治療開始から一年後の継続率はわずか三割だという。

酒を断った人のほぼ半数が二カ月半以内に再飲酒に走り、けっきょく七割程度が一年以内に呑んでしまう。達成率三割という狭き門。それだけ困難で根気のいることなのだろう。酒の海からの生還は難しい。だからこそ断酒には気力と体力が必要といわれるのかもしれない。

酒はターミナル・ドラッグだといわれる意味が、今さらながらよくわかった。映画やドラマで描かれる麻薬使用者の禁断症状の苦しさ。あれとまったく同じことが断酒をする者に起こる。なんとならば、アルコール依存症は内臓や血管ではなく、脳の病気だからだ。

『失われた週末』というアメリカの古いモノクロ映画がある。監督はビリー・ワイルダー。主演はレイ・ミランド。

主人公は売れない小説家で、ひどいアルコール依存症にかかっている。兄と恋人が心配して、なんとか彼に断酒をさせようとするのだが、本人は悪知恵を使い、あの手この手で酒を手に入れ、呑もうとする。果ては金を使い果たし、盗みをはたらこうとしたり、作家の命ともいえるタイプライターまで質に入れようとする。

そうして主人公はアルコール病棟に入れられるも、同室の患者が幻覚を見るのが恐ろしくなって逃げ出し、自宅に戻ったはいいが、ついに自分も幻覚を見るようになる。部屋の壁の穴からネズミが這い出してくる。続いてどこからともなく出現した大きなコウモリが、そのネズミを捕食し、壁にだらだらと血が流れる。

半狂乱になった主人公は、とうとう拳銃を手に入れて自殺をしようとするが――。

酒呑みからするとなんともリアルでおぞましいストーリーだ。

断酒をスタートした時分は、この映画のことを考えていた。

昔、読んだことがあるアル中をテーマにした小説やノンフィクションでも、こうした離脱症状の幻覚が登場する。

自身がアル中だったという邦山照彦《くにやまてるひこ》による著作『アル中地獄（クライシス）』では、頭蓋骨が砕け、脳細胞がバラバラに飛び散る幻覚を見るというおぞましい描写があった。

このエピソードは、のちに中島らもが書いた小説『今夜、すべてのバーで』でも取り上げられているが、同じ病棟に入っている他の患者たちが気の毒がって、〝見えざる破片〟を拾っては手渡ししてくれる。当人はそれをパズルのように頭に戻していくが、ふとしたことでまたバラバラに砕け散ってしまう。

同じような場面が風間《かざま》一輝《いっき》『地図のない街』にもある。

山谷のドヤ街に暮らす三人の男たちが、あることをきっかけに血のにじむような節酒を続ける。

そんな中、ひとりが天井の隅に張られた蜘蛛の巣と、そこに這い回る無数の蜘蛛の幻覚に悩まされているというので、主人公はあえて新聞紙を丸めて〝巣〟を取り払ってやる。本人は「おおきに、おおきに」と感謝の言葉を述べる。けれども、彼がそれを見ていたのは、反対側の天井の隅だったのである。なんとも泣かせる話だ。

槍が抜けた

私自身、自分がアルコールの離脱症状で幻覚を見るのではないかと想像をしていた。得体の知れぬ怖さがあったが、同時に作家としての興味もあって、どんなことになるのかと待っていたふしもある。

が、さいわいというか、壁の穴からネズミや毛虫やゴキブリが這い出してくるとか、それが身体の表面を這い回るとか、そんな恐ろしい幻覚は見ずにすんだ。また、手足や体の震え、意識障害といった振顫譫妄《しんせんせんもう》の症状もなかった。

依存症がまだ初期段階だったからなのか、あるいはたんに体質によるものだったのかは判然としない。

やがて不眠が次第になくなって眠れるようになり、数日経った頃にようやく気持ちよく熟睡できるようになった。

一週間が経過した頃、急に体が楽になった。

その頃から、断酒でどんよりとしていた気持ちが、すっと晴れた気がした。

ずっと背負っていた重荷が下りたとか、頭から下腹部辺りまでまっすぐ突き刺さっていた槍がすこーんと抜けたとか、そんな感じになった。

まるで二十歳ぐらい若返ったような気持ちになり、実際に身体が軽く、散歩をしても驚くほど足取りが軽快になった。

もちろん夜はよく眠れる。それも見事なまでの熟睡で、寝床に入るや数分で寝入り、夢も見ずに瞬時に朝が来るという感じだった。前日の疲れもすっかり取れて、さっぱりした気分でベッドから床に素足を下ろせるようになった。

あと、汚い話でもうしわけないが、毎朝の排便が変わった。

酒を常時呑んでいると、アルコールが腸粘膜を刺激し、腸管の中の水分や電解質の吸収が阻害され、双方の排出量が増えるために便がゆるくなる。また、糖や脂肪を分解、吸収する力も低下し、下痢を起こしやすくなる。私はいつもそうだった。

ところが断酒以後はかなり健康的なヤツが出る。

たまに便秘もあるがさほど気にはならない。いずれは大腸から速やかに排出され、色も形もかなり理想的なヤツが便器の中に横たわっている。

よく断酒をするとダイエット効果があるといわれる。

私の場合は断酒後に食が進んだのでさほどの減量はなかった。が、たしかに「体が締まってきたね」といわれることが多かった。おそらく、それまでのアルコールによる〝むくみ〟が取れたのだろうと思う。

ところが奇妙なことに、断酒決行直後からやたらと甘いものが食べたくなった。

それまで見向きもしなかった菓子や糖分たっぷりのフルーツゼリー、ケーキ類などが美味しくてたまらない。スーパーやコンビニの棚につい手が伸びてしまう。とくにコーヒーを飲んでいるときなどは顕著で、傍らに甘いモノを置いてつまみながら飲まないと満足しないのである。

そもそも酒は糖質を含み、高カロリーだといわれる。アルコールはエンプティ・カロリーだから酒で太るのではなく、いっしょに摂《と》るツマミのせいだと、昔はまことしやかにいわれていたが、嘘も休み休みいえ、である。エンプティでもカロリーはカロリー。ツマミを食わなくても太るし、腹の突き出たメタボな体型は立派な酒呑みのしるしであった。

その酒をやめたとたん、身体が別の形で糖質を欲するようになった。だからといって、甘味にホイホイ手を出していたら、今度は糖尿病になってしまう。

そんなわけで、酒断ちをしながら、甘味断ちまでしなければならなくなった。

それにしても、ドーパミンという脳内快楽物質はなんと恐ろしい両刃の剣であろうか。ネズミの脳に電極を差し込み、ベルを鳴らすレバーを一定回数、押すとドーパミンが分泌されるという実験を続ける。すると、そのネズミは食欲も性欲も睡眠欲すら減退し、ひたすらレバーを押し続けたという有名な話がある。

すなわち酒を呑むということは、そのレバーを押している状態に他ならないわけだ。

酒の代用に、ノンアルコール飲料を飲むのは危険といわれていた。

たとえば味も喉ごしもそっくりなノンアル・ビールを飲めば、脳がそれを酒と認識してしまい、せっかく閉じた断酒のゲートがまた開いてしまうらしい。だからノンアル系の飲料はあくまでも飲酒運転をしないためのものであって、けっして断酒中に飲むべきものではないと。

しかし私の場合は大丈夫なようだった。体質的なものかもしれない。

昔、発売当初は実に不味かった。が、最近のノンアルコール・ビールは本物のビールに匹敵するほど美味しくなったし、サーバーからジョッキに注ぐ生ビールまであって、ありがたくいただいている。

とはいえ、やはりノンアルだからといってたくさん飲むのは禁物。いつしか本物の酒を口にしていたということになりかねない。食事のときは、私もやはり口寂しいのでビールのようなシュワシュワしたものを飲みたくなる。

というわけで、ふだんは炭酸水を飲むことにした。

まさにノンカロリーだし、水に含まれる炭酸は血行や消化を良くし、便秘を解消し、疲労回復、美肌効果なんかもあるという。

ただし、いちいちペットボトルで買うと高くつくし、空容器が大量に出てエコロジカルじゃない。そんなわけで、某女性タレントのＣＭで有名な炭酸水メーカーを購入し、自宅でそれを作っては冷凍レモン一片と氷を多めに入れて飲む。これがまた美味い。

ただし炭酸水を飲むと頻尿になる。

不思議なことに、ネットで調べても出てこないのだが、私の場合はどうしてもこれがあり、飲んだ直後からトイレが近くなる。六十を過ぎた頃から夜間頻尿が始まって、夜中に目覚めてはトイレにいくようになったが、炭酸水のおかげでさらに回数が増えてしまった。だからとりわけ夕食時は少なめに飲むことにしている。

断酒をすると、コンビニに入れないとか、スーパーに入っても酒類の棚（リカーコーナー）に近寄れないなんて話をよく聞いた。現物を見たとたん、たちどころに飲酒欲求が生じてあらがえなくなり、無意識に手が伸びて酒を買い物カゴに入れてしまうという。

私の場合は不思議とそれはなかった。

いくらコンビニのガラス扉越しに缶ビールを見ても、べつだん欲しいとは思わなかった。妻は今でも食事時に酒を呑む習慣があるが、目の前でビールを呑まれても、焼酎の水割りを呑まれても、心が動くことはない。

こういうのは個人差があるのだと思うが、私はきっと幸運だったに違いない。

最初の週が無事に終わり、つづいて二週間、三週間と順調に過ぎていった。

その間、一滴も酒を呑まなかった。

耐えがたい日々だったが、それが次第に楽になってきた。呑まないということが、だんだんと当たり前の毎日になっていた。

が、たしかに楽になったとはいえ、それで飲酒欲求を完全に抑え込んだわけではない。ふっと何気なく酒のことを思う。とたんに意識がそっちに引き寄せられそうになる。アルコールのトラクタービーム（誘引光線）はさすがに強烈である。

テレビは相変わらずビールや缶酎ハイ、日本酒のCMをガンガンと流している。ドラマを観ても登場人物が「カンパーイ！」と楽しそうに飲酒シーンを演じている。テレビ局にとって酒造メーカーは大きなスポンサーである。さすがに煙草に関しては近年になってやっと広告を自粛するようになったが、酒類は文字通りの野放し状態。

政府がそれを規制する気配もない。

なぜかといえば、毎年一兆円以上という酒税が国庫の財源を豊かにするからだ。何よりもこの国の政治家の多くは、高級店での会食や宴会が自分たちの立派な仕事だと本気で思っている。そんな連中が本気でこの問題を解決するはずがない。

酒が合法ドラッグだとすれば、それを公然と国民に勧めるこの国は、世界的に見れば異常としか思えない。断酒を決意したわれわれのような人間からすれば、まさに悪夢のような社会である。

夢といえば――酒を呑む夢はしょっちゅう見る。

「とうとう呑んでしまった！」とショックを受けるが、目を覚まして「夢で良かった」と胸を撫で下ろす。眠っているときですら、酒の誘惑と戦っているのだろう。

断酒はひたすら孤独な戦いである。

誰かが加勢してくれるわけでなく、たった独り、自分自身と向き合って耐え忍ぶのみ。それを二十四時間、毎日である。しかもこの戦いに終わりはなく、一生、それこそ死ぬまで続けなければならない。

アルコール依存症は完治できる病気ではないからだ。

再発させないためには、ひたすら断酒を継続すること。生きているかぎり、永劫にである。

とはいえ、人間ひとりでやれることなんてたかがしれている。だから、せっかく何カ月も断酒を実行してきたのに、ひょんなことで禁を破ってしまう者があとを絶たない。

私のように酒に呑まれるタイプの人間にとって、たった一滴が呼び水となり、形状記憶合金のようにすっかり元の姿に戻ってしまう。多くの場合、ダイエットのリバウンドみたいに、それまで以上に多量に呑むことになるという。

断酒者が再飲酒をすることを《スリップ》というが、その罠は至るところにある。

ここまで我慢してきたんだから、自分へのご褒美に一杯ぐらいいいだろうとか、毎日はきついから、せめて土日だけでも呑むことにしようとか、そういうふうにルールをどんどんゆるめていき、気がついたらすっかり元通りになっていたということになる。

酒呑みは呑むための勝手な理由を作るが、同じように再飲酒のために、ありとあらゆる屁理屈をこねて理由を作ろうとする。

「呑まないといったのだから、断固として呑まない！」という厳格なルールを自分に課すしかないのである。

私が選んだ手段は、自分が断酒したことを隠さず、むしろ世間にアピールすることだった。

たとえば本書のように、自分がいかに酒を呑み続け、それをきっぱりと断ち切る決意をしたかを、不特定多数の読者の方々に知っていただく。そうしてその断酒が今に至るまで続いているということを広く世間にアナウンスする。そうすることで引っ込みがつかないところまで自分を追い込む。

「いやぁ、やっぱり呑んじゃいましたよ〜」

と、自嘲《じちょう》して元通りの飲酒人生を繰り返す人も少なくないが、それを周囲の人々が喜んで受け止めるとすれば、その人が本当の友に恵まれていない証拠だと思う。

今の時代の多くの政治家がそうだが、世の中には自分がいくら恥をかいても、すぐに忘れ去ったり、あるいは恥とも思わない、まさに厚顔無恥な人間がいっぱいいる。私はそうはなりたくないし、とかく言葉には責任が付きものだと思っている。

先述したように、約束というのは何よりも自分に対してするべきものなのだ。

日々、酒を意識しないということも大事。

呑みたいという意識が、どうしても頭の中に酒瓶やグラス、ジョッキに注いだ酒のイメージを連想させてしまう。それを徹底して頭の中から排除する。

断酒のコツは、飲酒欲求と戦わないことですとよくいわれる。

呑みたい意識に真っ向勝負で挑んでも、自分が圧倒的に不利であることに気づかされるだけだ。いったんアルコールに侵食された脳の、酒への欲求はすさまじい。

ともかく酒を忘れることだ。

酒の楽しみから意識を逸らし、何か別のことをやって気を紛らわす。ウォーキング、筋トレ、ほかのスポーツ。読書、映画を観る。囲碁や将棋にはまる。ガンプラを作ってもいいし、料理のレパートリーを増やしてもいい。そうやって趣味や実益に打ち込むことで、酒のことを忘れてしまう。それが上手くいって成果が出たときの満足感は、飲酒による快楽を遥かに凌駕する。

試練を乗り越えてわかったこと

呑み会とかバーベキューなどの現場は大いなる試練だった。

まずはビールで乾杯。次は焼酎にするか、それとも日本酒？　なんて周囲がいってる中、たった独りでノンアルコール飲料やウーロン茶を飲む寂しさといったらない。

しかも「お前が断酒？　冗談だろ？」と、嗤われてしまう。

「無理せずに、たまには少しぐらい呑めば？」なんて声をかけてくる者もいる。

甘言にのせられてちょっとでも呑んでしまえば元の木阿弥。たちまち振り出しに戻ることになる。

ところが、周囲の人間がどんどん酒に酔っていく中で独り素面でいても、意外に悪くないことに気づいた。自分は自分でちゃんと酒なしで浮かれ騒いでいる。ときとして、呑んでいる者よりもよっぽど酔っ払ったみたいに莫迦騒ぎをし、いつの間にか座の会話の中心になっていたりもする。

ノミニケーションなどといわれるように、それまでは酒あっての歓楽だと思い込んでいたが、実はそうじゃなかったことに気づかされた。「呑み会」「パーティ」なんていう、その場の空気に酔っていただけだったのだ。しかも、自分の周囲の人間たちが、杯を重ねるうちに、だんだんと酔っていく、その変貌ぶりというか過程が見えて、なかなかに興味深い。

しかも自分は酔っていない。

座がひけたあと、ちゃんと車を運転して帰宅できるから素晴らしい。

おかげでひとつ難関を乗り越えた気がした。

もしも宴会に酒がいらないのであれば、そもそもアルコールってなんだろうと思う。たしかに酒を呑むと羞恥心《しゅうち》がなくなったり、やる気が出たりすることはある。呑兵衛たちはそれがゆえに酒は潤滑剤だといっている。

ところが実際、酒を呑まずに宴会に参加し、呑んでいる人たちに負けず劣らず興奮して騒げるんだから、そんな潤滑剤は必要ないんじゃないか。

だとすれば、自分は今まで酒にすっかり騙《だま》されていたのではなかろうか。

断酒というモチベーションを維持するために、あれやこれやと文献をあさり、インターネットで調べ、YouTubeの動画を観たりしてきた。

二〇一〇年のWHO総会では、アルコールの有害使用は世界の健康障害の最大のリスク要因のひとつと決議され、アルコールは精神作用にはたらきかける危険薬物の一種と認められるようになった。

そもそも酒は（驚いたことに）ダウナー系のドラッグであり、神経を鎮静するものだという。だから飲酒と鬱とはごく近い関係にあるといわれる。

すなわち人が酔っ払って浮かれ騒ぐのは興奮作用ではない。アルコールは脳内の、とくに前頭葉と呼ばれる理性をつかさどる中枢に作用し、神経を麻痺させることによって一時的に感情のブレーキを外してしまう。それが高揚感や多幸感をもたらしたり、心をリラックスさせたりする一方で、理性のたがを外して人格を変え、素面のときにはとてもできないような行動をとらせてしまう。

酔ってハイになるというのは、神経伝達物質ドーパミンによるものだし、自分が強くなった気がして喧嘩をしてしまうのは決して勇気なんかではない。たんに恐怖心と抑制が麻痺しているだけのこと。

酔ったから本音が出る。人の本性を酒が暴く。

そんなことがまことしやかにいわれる。しかしそうではなく、酒が脳を麻痺させ、人が理性で抑えていた良識をとっぱらってしまうのである。

しかもその効果はずっと続くわけではない。酔いが醒めてもなお浮かれ騒ぐ人間なんてまずいない。むしろ酒が抜けたとたん、すっかり元の人間に戻り、酔っ払ってしでかしたおのが行為を深く恥じ入ることになったりする。

すなわち私が阿佐ヶ谷のガード下の店で乱痴気騒ぎをしでかしていたのは、酒が勇気をくれたためではなく、理性を麻痺させて社会常識というルールを忘れさせたからというわけだ。

だから徹夜で浮かれて呑んだあと、朝の眩しい光に目を細めながら、よたよたと自分のマンションに戻っていくときのむなしさと倦怠《けんたい》感ったらなかった。

酒は人類最古にして最悪の薬物といわれているらしい。

すなわち、もっとも恐ろしい危険ドラッグということだ。

酒の習慣性は違法薬物を凌駕するという。しかもなんといっても合法であり、未成年の飲酒禁止以外に規制はなく、金さえ払えば誰でも簡単に入手することができる。

現在、我が国のアルコール依存症の患者数はおよそ百万人だそうだ。予備軍はさらにその十倍の一千万人といわれるが、中には私のように頑なに依存症だと認めなかったくせして、明らかに依存症の人間が星の数ほどいるはずだから、もしかするともっと多いかもしれない。

断酒をして知ったのは、アルコールは人の心を支配するという事実だった。呑んでいるとき、酔っているとき、酩酊しているときのみならず、素面の状態で日常生活を営んでいるときも、実はアルコールによって脳が操られている。

酒をやめたいと思っても、なかなかそれができない。

いや、やめなくてもいい。多少は健康を損ね、寿命を短くしても、やっぱり呑んだほうがいい。だいいち酒のない人生なんて寂し過ぎるじゃないか。

そんなことを思ったとすれば、すでにその人はアルコールによって心をコントロールされているのである。飲酒による、さらなるドーパミンの分泌を脳が欲しているということだ。だから依存症とは脳の病気といわれる。

もちろん肝臓や他の臓器にも悪影響を与えることはたしかだが、それ以上に深刻なのは、アルコールが脳細胞を破壊し、脳を萎縮させることだ。すでに定説となっているし、飲酒量に関係なく起きるという。

とりわけ、多量に酒を呑むものの、肝機能の数値に異常が出ないタイプの人は、そのぶん脳にダメージがまわっているという。つまり肝臓が積極的に解毒の働きをしないぶん、アルコールの脳への滞留時間が長くなるからである。

飲酒による脳細胞の死滅や脳の萎縮は、たとえば毎年の総合健診による血液検査では判定できないから、脳ドックなどの専門医療機関にかかる必要がある。

さらにメンタルの問題もある。

アルコール依存症と鬱はセットとよくいわれるが、振り返ってみれば、飲酒時代における自分の思考は決して前向きで建設的なものではなかった。

素面のときですら、心が晴れやかになることはめったになく、何かとネガティブ・シンキングにおちいってしまい、悲観論に憑かれていた。ともすれば卑屈になり、他者と自分を比較しては、俺の人生なんかどん底のままだと自分をおとしめていた。

断酒後、私はよくこんな言葉を口にした。

——けっきょく酒は過去しか見せてくれなかった。

若い頃ならともかく、歳を取り、独りで飲酒をしていたときは、昔のことを振り返っては、あのときああすれば良かったと悔やんだり、昔は良かったなあと懐古主義に走ったりしていた。

呑み会や焚火などで仲間と語り合ったときも、果たして自分たちの明るい未来を信じて、それを話題にしたことがあっただろうか。

阿佐ケ谷駅界隈で毎晩のように呑んだくれていた頃は、たしかに楽しかった。今のこの時間がずっと続けばいいとさえ思っていた。ところが歳を取り、還暦を過ぎた頃になると一変した。

すべては昔という時間の遠い彼方に去ってしまい、残された歳月は限りなく少ない。

呑むことで苦痛が和らぎ、イヤなことも忘れると思いつつ、酒をあおった。

しかし、けっきょく苦痛は癒やされず、イヤなことはよけいに心に刻まれて残ってしまう。酒はあくまでも刹那的な快楽に過ぎないから、酔いが醒めれば現実に戻る。それがいやなら朝から迎え酒でもやって、日がな一日アルコールの海に沈むしかない。

そうなれば間違いなく、映画『失われた週末』の主人公よろしく閉鎖病棟へまっしぐらである。

アルコールというのは心に棲み着く悪魔のような存在であり、常に何かしらの誘惑をささやくのだろう。有史以前から人間と共存し、いろんな悪事をそそのかしてきたのが酒だとしたら、妙に納得がいく。

自己肯定の確認は重要

くどいようだが、断酒は誰に対してでもない、あくまでも自分自身との約束事だ。

そして独りぼっちの戦いである。

私の場合、家族や周囲の理解と応援があった。とりわけふたりの子供たちは、父が思い切って酒断ちをし、それが今もずっと続いていることを評価してくれている。親としてこんなに嬉しいことはない。

もうひとり、断酒に関しては恩人がいる。序章で少しふれたが、日頃通っている空手道場の主席師範、T先生である。先生は断酒継続者であり、いつでも親身になってアドバイスをくださる。若い頃は同門の仲間や先輩からさんざん呑まされたそうだが、あまりにハメの外し方が過ぎて後悔し、一時期きっぱりと断酒をしておられた。

ところが東京から山梨に移住し、小淵沢に新しく道場を開いたとき、その祝いで仲間とともに呑んでしまった。するとたちまち生来の飲酒癖がよみがえり、前よりも量を呑むようになったという。

そこで一念発起、二度目の断酒を決行し、今に至るというわけである。

断酒は基本、独りで戦うものだと書いたが、経験者同士が精神的苦痛や心労を共有することができればなおいい。

T先生が頑として酒を呑まない姿を見ていて、私はずいぶんと勇気づけられた。彼がふいのことで奥さんを亡くされたときも、ついぞ一滴も口にしなかった。酒に酔っても悲しみが癒されることはなく、むしろ苦悩を深めてしまう。そのことを先生はよくわかっておられたのだろう。その姿に深く心を打たれた。

T先生はいっとき地元の断酒会にも参加されていたそうだ。

ハリウッド映画などで見かけるAA（Alcoholics Anonymous）は匿名で自由に参加できる自助グループだ。一九三五年、ビル・ウィルソンとボブ・スミス医師によって米国で設立され、現在は世界中に活動を広げ、二百万人以上が参加している。日本にもあって約六千人がこのAAを利用しているといわれる。

一方、断酒会とはAAと別の会員制組織で、国内各地に支部を持っている。AAと違って実名で参加し、会費等がかかるが、依存症の本人に代わって家族が相談をするために加入することもできる。

どちらもやることは同じ。本来、個人で戦う断酒の悩みや経歴を打ち明け、メンバーで情報を共有し、意見を交換し合う。すなわち自分と同じように悩み、戦っている人が他にもいるという同志的感覚によって、断酒を続けるモチベーションを維持する。

私自身は断酒会にもAAにも参加しなかったが、その代わり、YouTubeなどネット動画のお世話になった。たとえば「断酒」と検索すれば、自分と同じような悩みを持ち、飲酒欲求と戦っている人たちの動画がたくさん見つかる。その人たちの話を聞いていると、さながらリモート断酒会のような感じで経験や考えを知ることができ、かつ情報共有ができた。

断酒を続け、自己肯定を確認しながらそれを維持していくために、実は今でも禁酒・断酒を扱った動画を観ることが多い。

結果、私は依存症としてもまだましなほうだとよくわかった。

酒に酔って大きな失敗をしたり、家族や周囲に迷惑を掛けたり、会社を無断欠勤して馘《くび》になったり、また急性アルコール中毒で恐ろしい幻覚を見るようになり、暴れ回ったり、意識をなくして生死の境をさまよったり、事件、事故とさまざまな経験をしている人たちが多くいた。

今はネットを通じてそういう人たちのことを知り、必要あればコメントなどで情報交換もできる。便利な時代になったと思う。

あるチャンネルで、こんなことを語っていた人がいて、それが心に残っている。

——酒類のメーカーは、決して消費者のためを思って酒を生産し、販売しているのではないんです。あくまでも自社が儲かり、社員が潤い、株主に還元することが目的なんです。その酒によって消費者が勝手に健康を害し、どん底に落ちてしまうとしたら、これほど莫迦げたことはないと思います。

断酒開始から一年が経過した。

その間、《スリップ》することもなく、順調に断酒の期間を延ばし続けた。

一カ月、二カ月目辺りは苦しかったり、気が重かったりしたが、三カ月ぐらいからは酒のことを忘れるようになった。その頃になると、体から習慣性が抜けるらしい。

断酒した翌年の総合健診では肝機能の数値γ－GTPは、正常値に近い56（現在は36）まで激減。中性脂肪値もそれにともない下がっている。

夕食時、目の前で妻がビールや酎ハイを呑んでいても、まったく動揺せず、目も向けず、ひとり炭酸水を飲んでいる。

我が家には妻専用の酒のストックがあるが、もちろん私はいっさい手をつけない。また、成人した子供たちがお盆などで帰省すると、妻と三人で呑むが、私だけは相変わらず炭酸水やお茶を飲んでいる。

私が住んでいる地区では、毎月第一日曜日がリサイクルゴミの回収日である。

何しろ、昔は夫婦で酒呑みだったから、缶ビール、缶酎ハイの空き缶、ウイスキーや焼酎、ワインの空き瓶などが大量に出て、地区の多目的集会所の前にならんだカゴに山のように入れることになる。たまさか誰かに見られたら苦笑いを浮かべ、「いやぁ、ちょっと宴会が入っちゃって」と嘘をいってしまうのである。

それが今や、かつての半分から三分の一程度。もう、正々堂々と空き缶でも瓶でも出せる。

私の呑兵衛ぶりは地元でも知られているので、呑み仲間だった村人のひとりが、さすがにそれを見て驚いた。

断酒をしたと白状すると、ついにドクターストップがかかったのかと心配してくださる。いやいやあくまでも自発的ですというと、信じられないという表情で私の顔を見たあげく、「俺もやめようかな」と、彼は暗い顔でポツリとつぶやいた。

ちなみに私が住んでいる地区は、某有名洋酒メーカーの工場のお膝元である。


そんなふうに断酒は続いたが、実は私にとって、さらに三つの難関があった。

ひとつ目は年末年始である。

ご存じのように多くの日本人にとって特別な数日間で、寿司を取ったり、年越し蕎麦を食べたり、おせち料理をつついたりする。もちろんそんな佳肴芳盞《かこうほうさん》に酒類は付きもの。ビールに日本酒、ワインや酎ハイ。そんな状況の中、美味しい料理をつつきながら、果たしてアルコールを我慢できるだろうか。

結果、難なくクリアできた。

ノンアルで呑み会参加できると前に書いたが、それと同じように目の前で妻子がいくら呑んで酔っ払っても、私ひとり、炭酸水を飲んでいた。ここでも酒は必要なかった。

ふたつ目は旅先である。

やはり旅の楽しみといったら温泉や旅館の料理。そして酒である。

南アルプス北岳の山小屋で管理人をしていた知人夫妻が引退し、次は尾瀬の山小屋の管理をすることになった。彼らに誘われていたし、昔から尾瀬には憧れがあったので妻とふたり、ロングドライブをして向かった。

鳩待峠《はとまち》から尾瀬ヶ原の湿原に入り、そこからおよそ十キロの木道歩き。登山に慣れた身だが、久しぶりの長時間の水平移動はさすがにくたびれた。昔だったらまず生ビールである。が、必要なかった。

山小屋で夫妻と歓談しながらいただいた料理は美味しかった。カミさんはワインに舌鼓《したづつみ》を打っていたが、私はコーラで大丈夫だった。これでふたつ目の難関をクリア。

最後に待っているのが——登山という強敵だ。

尾瀬ヶ原の木道歩きはたしかに疲れたが、私が毎年登るのは三〇〇〇メートル級の山。それも日本で富士山に次いで二番目に高い北岳《きただけ》だ。

酒をやめて以来、初めての登山だった。

起点の広河原《ひろがわら》から登り始め、中腹にある白根御池小屋《しらねおいけごや》で休憩。ここではいつもジョッキの生ビールを呑んでいたが、あえて無視。汗を拭きながらひと休みをし、そのまま草すべりの急登をあえぎあえぎたどる。

やがて標高三〇〇〇メートル地点にある北岳肩の小屋に到着した。早速、管理人親子に挨拶する。森本茂《しげる》さんと息子の千尋《ちひろ》さん。ともに今は北岳の〝顔〟である。

いつもならここで生ビールだった。

登山で疲れ切ったときの一杯。その喉越しがたまらなく美味しい。

ところが私がコーラを注文したものだから、管理人が驚く。

「どうしたの？」

私は少し照れ気味に笑っていった。「酒、やめたんです」

断酒宣言以来、三つの難関をすべてクリアした。三年が経過し、もうすぐ四年目にさしかかろうとしている。すでに不安も苦しさもなく、むしろ心は安らぎに満ちている。

たぶん安定期に入ったのだろう。

私の生活、いや人生の中から酒という存在がすっかり消えた。登山をしても、旅疲れのときも、庭で薪割りや草刈りをして汗をかき、熱いシャワーを浴びたあとも、ビールやウイスキー、焼酎という選択肢はなくなっている。

寝酒なんかしなくても、日中の仕事の疲れだけで熟睡できるし、スーパーやコンビニのリカーコーナーの前に立っても、タレントたちが美味しそうに酒を呑むCMを見ても、まったく心が動じることがなくなった。

断酒、いや、卒酒に成功したのだと思う。

けれどもアルコール依存症に完治はないといわれるように、これから先も一滴も呑まないことが厳格なルール。頭の中のガソリンに酒という名の火を投じれば、一瞬にして燃え上がってしまう。

相変わらず酒を呑む夢はときどき見る。

しかし、断酒を始めたときによく見た「ついに呑んでしまった！」という後悔の悪夢ではなく、ごくふつうに仲間と呑んでいる夢。つまり夢の中で自分の過去を再現しているに過ぎない。

「断酒をしてお酒への未練とか後悔はありませんか」と訊かれることがある。

まったく未練もなければ後悔もありませんと答えている。

よく断酒の長所と短所を訊かれる。

はっきりいって短所はまったくないですねというと、決まって相手は驚く。が、事実なのだから仕方ない。

逆に長所ならいくらでもある。

健康面も精神面も向上し、まさに生まれ変わったような気持ちになれる。酒のない生活って、こんなに心が軽くて素晴らしかったのかと驚かされる。まるで神様に特典としていただいた、もうひとつ別の人生を送っているような気分になっている。

そんなこんなを書くと冗長になるので、ここで断酒の長所をカテゴリ別にいくつか列挙してみる。

●健康の実感

朝、目を覚ましたとき、宿酔という悩みの種からすっかり解放されたことは大きい。ベッドから足を下ろし、「また深酒してしまった」と重たい頭を抱えて後悔し、がっくりと落ち込むことがいっさいなくなった。「もう酒はやめる」なんていうその場限りの虚言も口にしなくて良くなった。

毎日のようにアルコールを摂取しては、わざわざ健康を害していた。肝臓や膵臓に負担を掛け、生活習慣病や癌の原因をせっせと作り、まるでプチプチビニール梱包材をひとつずつ潰すように脳細胞を死滅させていたのである。

人間の健康にとって重要なものは、栄養と並んで睡眠である。

起きて活動しているときに脳内にたまった疲労物質は、ゆいいつ睡眠でなければ除去できないといわれる。

酒を呑んで泥のように眠るってよくいうけど、実際は熟睡なんかできない。酔っ払って入眠するとたしかに寝付きはいいものの、明らかに眠りの質は悪く、夢見が悪かったり、夜中に尿意で起こされたりする。泥酔して寝ている状態はブラックアウトといって、睡眠というよりも気絶に近いという。

酒を「毒水」という人がいるが、あながち間違ってはいないようだ。

体内に入ったアルコールは、肝臓のはたらきによってアセトアルデヒドという物質に分解され、さらに酢酸に分解される。このアセトアルデヒドというのが厄介者で、頭痛や吐き気、動悸といったフラッシング反応を引き起こし、すなわち悪酔いや宿酔をもたらす元凶。また人のDNAを傷つける発癌物質でもある。

けっきょく酒というのは寿命を縮めながら呑むものだと実感する。

昔から〝酒は百薬の長〟といわれてきた。

出所は、中国のかの漢書『食貨志《しょっかし》』にあり、「夫鹽食肴之將、酒百薬之長、嘉會之好」という一文に見られる。ざっと訳せば、塩は大切な食材で、酒はどんな良薬よりも健康に良く、ともに祝い事に欠かせない——という意味となる。

ところがこれ、西暦八〜二十二年に中国を統治した〝新《しん》〟という王朝の皇帝が、国民から酒税をとるために作った言葉。つまり根拠がないどころか、大嘘のでっちあげ。今の我が国の政府のやり方によく似ている。

のちに兼好法師《けんこう》がこれを揶揄《やゆ》し、ご存じ『徒然草《つれづれぐさ》』にこう書かれている。


――百薬の長とはいへど、万の病は酒よりこそ起れ

けっきょく「百薬の長」というのは、嘘も方便という奴だったわけで、呑み助たちが自分を正当化するために使う常套句でしかなく、実際、私もその頃はさかんに口にしていた。

酒が健康を向上させて病気から守ってくれたという話は聞いたことがない。酒には病気を予防する効能もなければ、病気を治す作用もない。それどころか、酒が呼び込む病気と来たら、肝障害、膵炎、心筋梗塞、脳梗塞、睡眠障害、認知症、そしてもちろんアルコール依存症と枚挙にいとまがない。

昔は少量の酒ならむしろ身体にいいといわれていた。

しかし、二〇一八年、医学雑誌『ランセット』に掲載された英ケンブリッジ大学などの研究発表でそれは覆された。「死亡リスクを高めない飲酒量として、純アルコール換算で100gが上限」、さらに「195カ国のそれぞれの地域で23のリスクを検証した結果、健康への悪影響を最小化するならば、飲酒量はゼロがいい」。

すなわち、一滴の酒でも身体には害毒。いちばんいいのは酒をまったく呑まないことという結論だった。これは世の飲酒家たちにとっては衝撃だっただろう。

健康を保ち、長寿を目指すことに人は興味を持つが、そこに完全な答えはない。あれをすれば長生きする、これを呑めばあらゆる病気から解放されるなんていうものがあるとすれば、それは間違いなくまやかしであって、実際にそんなものは存在しない。

すべては可能性の問題だと私は思っている。

たとえば、ブロッコリーは癌を防ぐ食材。亜麻仁油《あまにゆ》に含まれるオメガ3脂肪酸はアレルギー、動脈硬化、血圧上昇を抑える。白米でなく玄米を常食すれば健康にいい――よくいわれることだし、それは嘘ではないと思う。

が、それだけで不老長寿を獲得できるというものではない。

健康にいい食材や薬、サプリがあっても、それは病気になったり、老化したりする要因を一パーセントでも下げるために存在するもの。そもそも万能薬なんてないし、即効性をうたうものにかぎって、実は猛毒の裏返しみたいな存在ではないのか。

自分の健康や長生きの可能性を少し高めてくれるものを、我々は口に入れればいい。

断酒もまた、健康で長生きという可能性を上げる方法なのだと思う。

よく「誰それは大酒呑みでヘビースモーカーだったが、百歳まで生きたぞ！」なんていう開き直りの言葉を聞く。しかし、それはけっして酒呑みの寿命の平均値でも中央値でもない。たんに特異な一例に過ぎないことに気づくべきだ。

●食事が美味しい

これまで朝昼の二食を除き、夕食は常に酒とともにあった。

酒は料理の味を引き立てる最高の調味料といわれてきたし、自分もそう思っていた。

肉料理には赤ワイン、魚にはやっぱり白ワインか日本酒だなどと決めつけたり、そんなふうにして呑み食いしているうちに、気がつくと料理なんかよりも飲酒のほうがメインとなって、食事が終了してもひたすら呑み続けていた。

ところが断酒をしてわかったのは、酒のせいで料理の本当の価値がわかっていなかったという衝撃の事実。

アルコールは舌の感覚を鈍らせるのだという。

断酒後に、うちの畑で穫れた無農薬の野菜を食べたりすると、これが実に美味いのである。

しかも塩胡椒《こしょう》や醬油、ソースといった調味料なんて使わなくても、素材の味がちゃんと舌に伝わってくる。むしろ薄味のほうが美味しく感じられるのだ。

呑んでいた頃は、夕食時にご飯を食べず、おかずだけを食べてひたすら酒を呑んでいた。いわゆる糖質制限ダイエットのつもりだったのだが、そんなことをいくら続けても、ちっとも痩せなかった。ご飯を食べないぶん、酒でカロリーを取っていたのだから仕方ない。

今は夕食時も堂々とご飯を食べるようになった。

酒の糖質を摂取しなくなったぶん、ご飯もおかずもいっぱい食べられるという嬉しさ。だからといって太るわけでもなし、むしろ体脂肪が少し減ってお腹の贅肉がやや取れ、ズボンのベルトが孔ひとつぶんゆるくなった。

レストランやラーメン屋など、外で飲食するときなど、店で出す料理はやや濃いめに味が付けられているなと実感する。不特定多数の人の舌を満足させるためには、やはり調味料を過剰に使う必要があるのだろう。

美味しいといえば、前述のように断酒後に甘味の快楽を知ってしまったわけだが、これもアルコールと同様に脳内にドーパミンが分泌されるためだ。人はとりわけ脂肪分と糖分を美味いと感受するものだと何かで読んだことがあるが、酒も断ち、糖分もやめるというのは、やはりちと口寂しい気がしないでもない。

●一日が長くなった

若い頃は、酒を呑みながら原稿を書いていた。

体力があったからだ。

当時は呑んで多少酔ったほうが仕事に集中できると思っていた。

酔っ払いの常套句だが、「ちょっと呑んだぐらいがちょうどいい」などという。素面のときよりも、ほろ酔い程度のほうが集中力が上がる、そんなことがまことしやかにいわれていた。

かつて飲酒運転が横行していたここ山梨でも、「ちょっくら酔ったほうが、こびっと（ちゃんと）運転できるずら？」とジイサマがいい、軽トラで田んぼに転げ落ちていた。

飲酒をすると視野が狭くなる。そこが〝集中できる〟と勘違いされる所以《ゆえん》なのだが、おわかりの通り、狭い視野の中に意識を集中すれば、周囲が見えなくなる。いかに進行方向に集中して運転していても、脇から飛び出してくる車や人に気づかない。その姿が視野の中心に来て驚き、そこで初めてブレーキを踏んでもすでに遅いのである。

持続力も著しく損なわれるため、いくら〝集中〟したつもりでも、けっきょくは注意がおろそかになり、それがろくでもない結果につながるのである。

五十を過ぎた頃から、酔った状態で原稿を書くと集中力が持続しなくなった。

瞬間風速みたいな勢いはあるものの、それは長続きせず、けっきょくだらだらと無駄に時間が過ぎてしまう。あるいはパソコンの前で寝落ちすることになる。まったく非効率なのである。

昔から「夜は酒呑みタイム」と決めつけていた。

私の仕事は九時から五時までというわけにはいかず、どうしても不規則で夜に食い込むことが多い。ときには徹夜になることもある。ところが加齢で体力が低下すると、酔った状態では原稿を書けなくなり、日中など素面でいる時間にまとめて書くしかなかった。

となれば、素面でいればいいだけの話。

断酒は夜という時間を有意義に使えるわけである。夕食後、書斎に入って眠くなるまで原稿が書けるし、あるいは読書をし、映画を観ることだってある。

酔った状態で映画を観ると素面のときよりも興奮し、喜怒哀楽の反応が顕著で楽しいのだが、観終わると忘却してしまう。あれだけ大受けしたり感動したりしたくせして、あとになって振り返ると、どんなストーリーだったかまったく憶えていなかったりする。

だから半ば冗談で「酔っ払って映画を観ると二度楽しめる！」と開き直っていっていた。

また録画した映画を観ているうちに「はて、これって観た憶えがあるが……？」と気づくことも少なからずあった。もちろん素面でしっかり映画を観て楽しみ、それを憶えているほうがいいに決まっている。

酒をやめて夜時間を有効活用するようになると、まるで一日が二倍になったような気がした。もちろん宿酔も皆無なので朝から元気だし、頭脳が冴えている。シャキッとして原稿が書ける。しかも集中力が違うのである。

歳を取るとなぜか時間が加速し、一日がどんどん短くなる。私の場合は明らかに酒がそれを速めていた。断酒のおかげで時間のスピードが少しばかり低速に戻ったような気がする。

●節約になる

田舎暮らしをすると外呑みの機会が少なくなる。家で呑めば呑み代の節約になるというわけでもなく、むしろその気楽さゆえか酒量が増えていく。そして明らかに家計に影響を及ぼしていた。

あの頃は毎週のようにスーパーに行き、ビール、酎ハイ、バーボン、焼酎を一度にまとめて購入した。一本空けば次の缶や瓶の蓋を開けて呑む。最後の一本が尽きるのが怖いから、また買いにゆく。そうして空き瓶、空き缶がどんどん表のデッキのストッカーにたまっていく。

当時、毎月のカード払いが厳しくて、うかつにリボルビングを選んでしまったばかりに、飲酒時代の酒爆買いのツケがまわって、実は未だに毎月の引き落としがあるほどだ。いくらなんでもこれは過払いではないかと勘ぐったりもするが、当時はそれだけ大量に酒類を買い込んでいたのだろう。

断酒を始めて間もない頃、スーパーに買い物にいった。

もちろんリカーコーナーを素通りし、野菜、果物、肉、魚といつもの食材などを買い物カゴに入れる。それをレジに持っていくとき、ふと首をかしげた。

はて、いつもこんなに買い物が少なかったっけ?

すなわち飲酒時代は、店内の買い物カゴの中身の半分か、それ以上が酒類だったのである。だからカートに載せずに手で持ったら、樹脂製のカゴの把手がたわむほど重たかった。それがごっそりとなくなったのだから、買う物は半分ですむし、カゴは軽い。

もちろん支払いも半分以下になった。

それにつけても酒はいろんな意味で高く付いた。健康を損ね、一方で財布を軽くする。

煙草がどんどん値上がりしていったときは、まったく他人事のように思っていたが、酒に関してはまさに我が事だった。よくビール瓶に指を当て、「ここまでが税金」なんて冗談をいうが、毎年のように一兆円以上の酒税が国庫に流れているのは、まぎれもない事実である。

●自信がつく

断酒を継続するにあたって必要なのは自己肯定感である。

この努力が決して無駄でないということを自分にいい聞かせ、モチベーションを維持しなければならない。

始めた当初は飲酒欲求をまぎらわせるため、ありとあらゆる手段を模索した。三カ月を過ぎて安定期にさしかかっても、ちょっとした心の隙を突いて悪魔のささやきが聞こえてくる。いつなんどき、ひょんなことがきっかけで《スリップ》しないともかぎらない。

壮絶な努力である。

カレンダーをめくっては、ここまで呑まなかったぞと自分にいい聞かせる。ただし、そこでいったんピリオドを打てば安心して再飲酒してしまうため、このまま、また次が始まるのだと断酒期間を延ばすべく努力を続ける。

そうして半年、一年と月日が経つにつれ、心と体の負担が軽くなってきて、やればできるという自信がつく。それが強い自己肯定感につながる。何よりも健全で健康な心と体を取り戻したという歓びが、前向きな人生を作り出すのである。

何度も悪夢に見た、「ついに呑んでしまった！」という絶望と強迫観念、あの後ろめたさから全解放されるのは本当に気分がいい。

断酒はいわば時間との闘いでもある。

しかも寿命を終える以外にゴールのない、果てしない戦い。

そんな中、一歩一歩と階段を上るように努力の段階を経ていく。まるで空手などの武道で昇級し、昇段していく過程のように、高位に行けば行くほど、その達成感は大きく、歓びもひとしおとなる。

酒をやめたのではなく、酒という軛《くびき》から解放されたのだと、自分にいい聞かせる。全身の細胞が入れ替わり、体が慣れていくにつれ、それはだんだんと実感をともなってきた。


酒は文化の一端を担うものだった。

かつて酒場は社交の場であるとともに学びの場でもあった。私が〝ガード下大学〟と呼んだ懐かしい〈木菟〉での、あの泣き笑いの日々は、決して自分にとって無駄な時間ではなかったはずだ。

――ギムレットには早過ぎる。

孤高の探偵フィリップ・マーロウが、親友テリー・レノックスとバーで呑み交わすあのハードボイルド小説の場面は、まさに男の美学であった。

煙草も酒も心と身体に悪い。だから、やめる。そんな動機で健康志向に走った自分のくせして、実は紫煙がむんむんと立ちこめる脂臭いカウンターに向かってウイスキーをバーテンダーに注文するダンディズムに今もなお憧れがある。

ガード下の〈木菟〉で夜ごとに集う常連客たちが、朝まで酔っ払って喧々囂々《けんけんごうごう》とくだを巻く姿がたまらなく懐かしいのである。

煙草と同様に、酒もまた滅び行くものなのかもしれない。

そんなことを考えると、やはりふと心に寂しさを感じる。

酒の害毒を訴え、断酒こそゆいいつの救いだと信じつつも、酔っ払いたちを擁護し、いつまでもそのままでいてくれと願いたくなる、もうひとりの自分がいる。

酒を断ってもなお、酒の文化を変わらず愛している。

私はこの矛盾をずっと抱えて生きていくだろう。

ハードボイルドとはとっくに廃《すた》れてしまった男の格好つけのスタイルだが、その実、みっともない、やせ我慢の裏返しでもある。昔からハードボイルドにはストイシズム（禁欲主義）という言葉がついてまわる。だとすればやせ我慢の最たるものである断酒こそは、究極のハードボイルドといえないだろうか。

私の小説作品に登場する人物は呑んだくれや酒豪が多いと書いた。

それを書いてきた作家が断酒をしたというので、「まさか小説の登場人物もみんな断酒ですか?」と、心配して訊いてきた読者がいた。

私は苦笑して否定し、こういった。

――大丈夫。作者が呑まなくなったぶん、彼らには大いに呑んでもらいます。

Chapter 4

前向きに生きる！

酒欲との戦いに肉体的な痛みはない。

――『禁酒セラピー』　アレン・カー

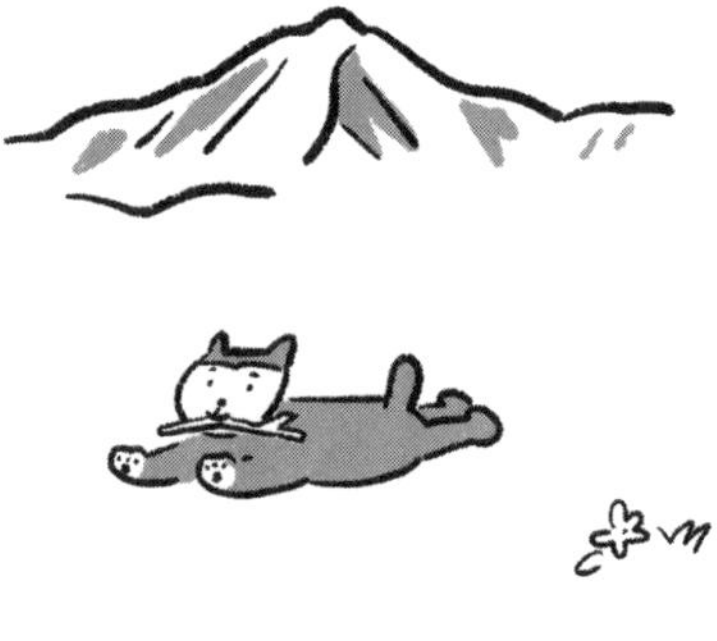

二〇一一年に購入して以来、ずっと仕事で使ってきたノートパソコンが突然、不調になった。内部からガリガリ、ギリギリという異音が聞こえ始めた。内蔵ハードディスクか、あるいは冷却ファン辺りだろうと見当をつけた。

ハードディスクの故障はどうしようもないが、ファンならなんとかできるだろう。よせばいいのに分解してみることにした。

子供の頃から、オモチャも電化製品も何かと分解する癖があって、どうせ中の構造なんてわかりやしないのに、我慢できずにやってしまう。けっきょく、分解したはいいが元通りに戻せなかったものがいくつあっただろう?

とにかく蓋を開けてみるだけでいいと、自分を説得する。

プラグを抜き、バッテリーを外し、大量のネジを外して裏蓋を慎重に開くと、意外や内部に思ったほどには埃がたまっておらず、ほぼきれいに見えた。

カメラに使うブロアーで「しゅこしゅこ」やると、やっぱり微少な綿埃が舞い上がり、亡き愛犬の毛まで吹き飛ばされて出てきた。とくにファンの周辺を念入りに「しゅこしゅこ」やってから、裏蓋を戻し、再起動させてみたが、やっぱり異音は消えていない。

のみならず、今度はパソコンの音声自体がまったく出なくなってしまった。トラブルシューティングで原因を調べてもわからず、やはり無理な分解のせいでハード部分を壊してしまったのか。こうなるともうお手上げである。

メーカー修理に出すしかないかと思っていたら、友人からのアドバイスがあった。最近は新品同様の中古品が安く手に入るという。

調べてみて驚いた。くだんのノートパソコンは十一年前の購入だが、当時、十六万〜十八万円ぐらいした記憶がある。それとほぼ同じランクで、さらに新品SSD（ソリッドステート・ドライブ）内蔵のものが、二万七千円という破格の値段でアマゾンで購入できる。

いくらなんでもマガイモノじゃないのかと思ってみたら、購入者のレビューも悪くないし、だまされたと思って買ってみるかと、ポチった。

数日後に届いたノートパソコン。見た目は新品そのもので、ちゃんとSSDで高速起動してくれる。古いパソコンからデータを移動して、仕事で使えるようにし、ネットにつないでみたりしたが、何の問題もない。それどころか、今まで使っていたもの以上にサクサクと動いてくれて感動した。

それからは立派に仕事のメインマシンとして活躍している。何よりも、ハードディスクの起動や各動作の遅さや、あのカリカリという不快な音から解放されて、なんとも溜飲《りゅういん》が下がった。

古いものを修理しながら使うのもいいが、それをやると手間暇とコストがかかる上にストレスも大きい。けっきょく、こうやってまるまるポーンと買い換えたほうが手っ取り早いし、リーズナブルなのだと痛感した。

電化製品の故障に際して、サポートセンターからよくこんなことをいわれる。

「そちらは○○年前に発売となった古いモデルです。パーツの入手が難しく、また修理費用もかかりますから、新しく買い直したほうがお得です。ちょうど今、○○セール中なので新品が○割引でお買い求めいただけます」

そうやってメーカーの思うつぼになってしまうわけだ。

悔しい話ではあるが、今はアマゾンのおかげで新品同様の製品がこんな価格で入手できてしまう。たしかに便利な時代になったが、やはりどこか罪の意識を感じる。

登山用品や釣り具などのアナログなツールならば、自分でメンテをして寿命を延ばしたり、さらに手を入れてスペックを向上させたりすることも可能だろうが、こうした精密機器は基本的にブラックボックスだから、素人がうかつに手を出せない世界なのである。


前振りが長くなったが、古くなったり不調になったりしたら買い換える――は、もちろん機械の話で、人間だとこうはいかない。

自分の体に不具合が生じたり、あるいは老化したりすると、多少の〝パーツ〟交換ならできるかもしれないが、〝本体〟はどんどん劣化していく。もちろん老化現象および死は人間を含むすべての脊椎《せきつい》動物の宿命であり、それがゆえに世代交代が起こって種の保存が維持できている。

然《さ》れど、この世に生を受けたからには、なるべく長生きしたいという生存本能がある。それもできれば健常のままでいたい。自分の歯でものを食べ、ちゃんと足で歩き、できれば九十、百まで生きて〝ピンピンコロリ（略してピンコロ）〟と死ねたらいいと願う。

ところが何の努力もなしに〝ピンコロ〟で逝《い》ける者は極めてまれである。できる限り健康を維持するという血のにじむような努力を続けねばならない。

私自身、死ぬことが怖いし、重篤な病気になるのはやっぱりいやだ。けれども、できれば最後まで元気で過ごしたいと思うのは、むやみに悪あがきをして一年でも一日でも寿命を延ばしたいという意味ではない。寝たきりになったり、認知症になったりして、子供たちや周囲の人々に迷惑をかけるような末期だけは御免こうむる。

思い切って断酒に踏み切ったのは、そういった理由もある。

病気や死という不確定な未来に対する不安から解放されたことは大きい。

小説家になりたいという、子供の頃からの夢がかなった。

栄誉ある文学賞もいただけた。

しかしながら、作家志望の若者にいう常套句じゃないが、「小説家になるよりも、小説家であり続けることのほうが難しい」。コロナ禍以前から、本が売れない状況が始まっていたが、長引く出版業界の冬の時代のおかげで、我が家の家計は火の車。それでも子供ふたりを大学に入れ、卒業させ、夫婦でなんとか食っていけるだけの収入を、死に物狂いで稼いでいる。

何も知らない外の世界の人からは、「夢の印税生活。憧れますなあ」といわれ、「夢は夢でも悪夢だよ」と、ぼそっと返しそうになるのを、グッとこらえているのである。

おかげでストレスフルな毎日を送ることになり、浴びるほど酒を呑み続けていた。

このままでは太く短く生きるどころか、先細りの人生で終わってしまいそうだ。そんな不安があってついに断酒の決行に至った。

おかげで大きな健康不安から解放され、夜も熟睡できるようになった。

人間の脳細胞は新陳代謝して一年程度で完全に入れ替わるそうだ。肝臓に関していえば、たったの五カ月ですべての細胞が入れ替わるという。さらには全身の細胞も、六年から七年でリニューアルされるらしい。

つまり六十五歳の私は、生まれてからなんと九回以上も自分の全細胞を再生させたということになる。この先、もしも八十から九十代まで生きられると仮定すると、死ぬまでにあと三回ぐらいは体の全パーツを入れ替えることになる。

船の部品をひとつひとつ組み替えると、果たしてそれは元の船なのだろうか？　ギリシャ神話の『テセウスの船』ではないが、すべての細胞が入れ替わったこの身体は、本当に私の身体なのだろうかと、ふと思うこともある。

酒や煙草で体をボロボロにするなんて論外だし、これまで大きな病気ひとつせず生きてこられたことに感謝して、その状態をなるべく先まで維持しようと思った。

人が健康で生き続けるのに大切な要件は、食生活もあるが、まずストレスをためないこと。しっかり睡眠をとること。適度に運動をすること。さらに意外だったのが、孤独におちいらないようにすることだそうだ。

先進国たる日本（最近はそうもいえなくなってきたが）の大きな負の特徴として、自殺の多さがあげられるが、年間二万人を突破するという自殺者の数はさすがに尋常ではない。それにくわえ、遺書がなく、はっきりした動機も見つからず、「変死」とされたケースの大半が、実は自殺ではないかともいわれているらしい。だとすれば、まさに異常な数の自殺者が毎年出ていることになる。

孤独のリスクはことのほか大きく、鬱などのメンタル疾患の要因となる。また社会的接触が少ない人は、それが多い人に比べ、認知症になる確率が四十六パーセントも高かったというデータがある。

アルコール依存症になる人の多くは自分の孤独を感じてている。

飲酒要因として知られるＨＡＬＴという言葉は、Hungry、Angry、Lonely、Tired の頭文字だが、中でも孤独（Lonely）はかなりリアルな要因に思える。

孤独は自殺のトリガーとなり、メンタル疾患をもたらし、さらには癌や心臓病といった病気の原因にもなる。ネガティブ思考を続けるうちに、体内に活性酸素が増えたりするためだ。

人間は群れを作る集団生活型の動物である。

もしも人類が火と出合わなかったら、爪も牙もない裸のサルであるがゆえ、外敵から身を守るすべもなく、自然界の食物連鎖の中では最底辺に位置するだろう。だから集団となる。アリー効果という言葉があるが、つまり個体が多く集まれば、天敵に狙われた際に弱者から捕食されていくから、それだけ生存率は上がる。

集団ではコミュニケーションによって仲間意識が生まれ、家族と家族がさらに組織を作って村社会ができあがる。人が集団に属するとオキシトシンという脳内物質が分泌され、ある種の幸福感が生じる。

このオキシトシンには反作用もあって、家族や村という〝愛情空間〟に離反したり、そこに入りきれない相手への敵視という極端な愛国主義的感情を生み出すこともあるそうだ。ともあれ、集団の中で安心感が満たされているかぎり、体の代謝を促進したり、免疫を向上させたりするようになっている。

阿佐ヶ谷のダンさんこと、漫画家の永島慎二さんが私にいったように、孤独には二種類ある。すなわち都会の孤独と自然の孤独。

東京に暮らしていた若い頃、たしかに毎日のように孤独を痛感していた。たった二年で会社勤めをやめ、フリーライターになり、二十代後半から基本的にひとりで仕事をするようになっていたためもある。

あれだけ大勢の人々が日常、自分の周囲にいて、喧噪の中であわただしく動き回っているにもかかわらず、ほとんどすべての人が他人であるという当たり前のことが、自分にはつらくて仕方がなかった。

寂しくてたまらないのに、孤独をかっこ良く見せようと酒に走ったり、ハードボイルド小説や映画の主人公に自分を重ねたりもした。

しかし考えてみると、そんな生き方をして良かったことなんて何ひとつなかった。たんに「やせ我慢」のかっこよさに陶酔し、自画自賛していただけのことだ。

そうしてすべてをごまかすように、ひたすら酒に溺れていた。

三十代後半から登山と釣りを始めた。

どちらも独りきりだったが、自然の中にいれば心が癒やされるし、なぜかそこでは、孤独であることが当たり前に感じられ、寂しさなんてまったく意識しない。

同じ孤独でありながら、どうしてここまで違うのだろうか？

たとえば釣りは基本的に孤独な遊びだ。

いくらおおぜいで海や川に行っても、そこで糸を垂らしたり、毛鉤を飛ばしたりする人間はたったひとりしかいない。つまり釣りというものは海や川と対峙し、それを鏡のようにして自分を見つめ直す行為なのである。

釣りをしていれば心が癒やされる。

魚が釣れない悔しさはあるかもしれないが、それは実生活におけるストレスとはまったく別種のものであり、心がむしばまれることは絶対にない。魚が釣れないからと、絶望のあまりに自殺するなんて話、聞いたことがない。

老化を止めることはできないが、心身の状態を衰えさせないように努力はできる。

自分を孤独に追い込まないことも大事だが、ようはその人の気持ちのあり方次第。何ごとにも投げやりになったり、諦めたりせず、前向きになり、悲観を避け、ポジティブ思考を続ける。

自分の言動を客観的に観察できる能力をメタ認知というが、これが備わっているかどうかで大きく違う。

とっとと引退して盆栽でもいじっていればいいものを、いつまでも政界の周辺をうろつき、「先生」と呼ばれていい気になり、講演会などで言論暴走を繰り返す老政治家たちはメタ認知欠落の最たる例だ。ああいう連中に限って無駄に長生きするのは、おそらく頑固な独善主義ゆえにストレスフリーで、常にスネ夫的集団に取り巻かれてご満悦、孤独に無縁な生活をしているからだろう。

さて、心のリフレッシュは思考を変えることでなんとかなっても、肉体となればそうはいかない。

年をとると、とりわけ筋力の衰えぶりは若い頃と比較すべくもない。

高齢者の筋肉の減少はサルコペニアと呼ばれる。

もともと人間の身体の組織は廃用性萎縮——日頃使わないものをオミットしていく仕組みになっている。筋肉もまさにそうで、酷使しない筋肉はカルシウム濃度が下がり、小さくなっていく。高齢者はとくにその傾向があり、少しでも運動をサボると、あっという間に手足が細くなっていく。とりわけ還暦を過ぎると、毎日、筋肉痛になるぐらい運動しないと筋肉量を維持できないのだそうだ。

都会人は案外と運動が足りている。

電車の乗り降り、駅へのアプローチや乗り換えなど、けっこう足腰を使うからだ。一方で、田舎の人間は何かにつけて車を出してしまうから、犬の散歩などの習慣がないかぎり運動不足になりがちである。

だからウォーキング——歩くという行為は理想的な有酸素運動だと思う。

適度な運動は認知症の予防にも効果があり、肥満や糖尿病、心血管系の病気のリスクを大幅に下げることができる。

ドイツのマックス・プランク人間発達研究所の論文によると、人間は屋外に出るだけで精神状態が改善されるそうだ。ストレスが減り、アイデアが浮かび、幸福感が生まれる。

散歩をすれば、下半身を中心に全身の筋力維持と心肺能力の向上になる。

生活空間の外に出て、日常と違う景色の中を移動することで、五感が刺激される。歩き出して十分後には〝幸せホルモン〟であるセロトニンが出始めるという。

このセロトニンが不足することが鬱病の原因のひとつで、実際、抗鬱剤として知られるＳＳＲＩはセロトニンの濃度を上げるための薬である。また、セロトニンは夜間にメラトニンという睡眠物質に変わるため、熟睡にも大きく関係してくる。

屋外に出ることで脳の右背外側前頭葉皮質のタンパク質（灰白質）が増えると、前述の研究所のレポートにはある。脳のこの部位は人間の行動や認知的コントロールをつかさどっていて、ここの灰白質が増えるとメンタル疾患にかかりにくくなる。

人間の寿命は歩く距離に正比例するという話を聞いたことがあるが、決して大げさではないように思える。一日に一万歩という説があったが、最近の研究ではだいたい七千五百歩ぐらい歩けば効果があるそうだ。

それもマラソンやジョギングよりも、マイペースでゆっくり歩くウォーキングのほうが体力作りや心身の健康に効果的らしい。

毎日、汗をかきながら路肩をジョギングしている人たちよりも、たとえば老夫婦が仲良く並んでウォーキングをしている姿のほうが楽しそうだし、長続きしそうな感じがする。

断酒と運動は切っても切れない関係という人もいる。

たしかに酒を断ってみると、身体のエネルギー効率が高まるのか、ウォーキングの他、筋トレや水泳など、何か新しく運動に挑戦したくなる人が多いようだ。


もしも悪魔のささやきがあって、「健康とベストセラーと、どっちをとる?」と誘われたとして、今の私ならば、迷わず健康のほうをとる。自著がどれだけたくさん売れるとしても、それは一過性のものだが、健康は一生ついてまわるからだ。

作家業は徹頭徹尾、独りきりの作業である。

それが共著であっても、ふたり並んで書くわけじゃない。独りでパソコンや原稿用紙に向かう。もちろんストレスはあるが、脱稿したときの喜びや見本が届いたときの充実感は何ものにも代えがたい。担当編集者から増刷の連絡を受けたときは、この瞬間のために生きていると冗談抜きに思う。

仕事が終われば自分への報酬が待っている。

山に登り、あるいは渓流に出かける。

そんなスタイルをもう何十年と続けてきたが、それは田舎暮らしを続け、自然の中に住んでいるからこそ脱落せずにいるのだろう。

最前に出たドイツの研究所によれば、人間は都会を散歩するよりも、林や森といった自然の中を歩くほうが、より心の安定になり、メンタル疾患の予防になるという。

森林浴が免疫機能を向上させ、血圧を安定させるそうだが、それは田舎を知らない根っからの都会っ子でも、結果は同じだったらしい。都会でウォーキングをしていても、人は無意識に立木や草叢《くさむら》などの自然を目で探し、目印にしているのだそうだ。

私はしょっちゅう山を歩いている。

といっても、本格的な登山ではなく、上り下り一時間弱ぐらいの小さな山だ。

整備された登山道もないから、ふだんは人っ子ひとり、足を踏み入れる者もいない。毎日のように獣道を踏んで歩いているうちに、人が歩くルートが自然とできてしまった。

愛犬とふたりでこの山に入っていたが、亡き今は飼い主ひとりきりで足を運ぶ。奇妙なことに犬がいなくなってからのほうが山に行く頻度が多くなった。それは犬の散歩という日課の代わりに、健康維持という明確な目的を自覚したからだ。

すなわち老化への抵抗である。

ウォーキングは心身にいいが、あくまでも水平移動でしかない。ところがこの小さな山を一往復すると、およそ百二十メートル近い標高差の上下移動ができる。

足腰の筋肉は使うし、汗もかく。

人の全身の筋肉のうち七割が下半身にあるという。

尾根に上がるまでかなりの急傾斜もあるので、筋肉や心肺機能に負荷がかかる。運動時に最適とされる心拍数は百十回だそうで、少し息が上がる程度のが、ちょうどこれにあたる。さらに全身の血流が良くなって、たとえ冬場でも下山してしばらくは体がポカポカと暖かい。

登りの負荷だけでなく、下りの運動も体にいい。

国立障害者リハビリテーションセンター研究所と東京大学の共同研究発表によると、足の裏から伝わる適度な衝撃が脳を揺らすことで組織液が動き、人の認知機能が向上することがわかったという。

歩数計で計測すると、この山に行かない日は一日の歩数が二千歩にもならないが、行った日は七千五百歩前後となり、まさに理想的。

ところが歳をとったせいか、たとえば雨などで三日も家にこもっていると、久しぶりに山を歩くときに出だしから息切れを感じてしまう。それだけ加齢による筋力、心肺機能の低下が顕著なのである。

もちろん都会の人間がこのように頻繁《ひんぱん》に山を歩くなんて、さすがに無理な話だが、たとえば都内には意外に坂道が多かったりする。さらに駅、デパートや職場などのビルをエレベーターやエスカレーターを使わずに階段を使えば、標高差百メートル程度のアップダウンなら可能ではなかろうか。

ちなみに二〇二三年の日本一長寿の市町村は、川崎市麻生《あさお》区だった。

理由は単純——坂道が多い。それだけだという。


くだんの山は十五年ほど前にほぼ皆伐《かいばつ》の憂き目に遭い、一面の禿げ山となったこともあったが、今は見事に森が復活してくれている。

禿げ山時代はゴルフ場に開発されるという話もあったが、さいわい計画は頓挫した。

その頃は、遠くを見晴らす景色が最高だったが、現在は木々がうっそうと伸びて視界をすっかりさえぎってしまった。

ルートはアップダウンの繰り返しがあり、木立のまばらな場所や密生した場所があり、斜面を横切るトラバースもあり、小さな沢を渡渉する地点もある。自然林から植林まで植生は多様で、たかが一時間弱とはいえ、バリエーションの豊富な山歩きである。

この山に分け入る林道は、調べたところによると、大昔、甲州街道の枝道のひとつだったらしい。今は途中から崩落し、寸断されてしまっているが、林道終点の森の中には、苔むした石組みの古い井戸が忽然とあってびっくりした。井戸自体はほぼ土に埋もれてしまっているが、いかにも〝貞子〟が這い出してきそうな、おどろおどろしい雰囲気だから、できれば暗くなったら近づきたくない。

この崩落は、おそらく昭和の頃の台風で川の増水によるものと思われる。もともとの林道は舗装路である広域林道につながっていて、そのまま行けばひと山越して信州——長野県への近道となっていたようだ。

山の麓には、都内のボーイスカウト団がキャンプのために購入した土地があり、夏場は子供たちのにぎやかな声が聞こえる。また、コロナ禍のアウトドアブームでこの山林の土地を買った人もいるが、基本的に私以外、誰ひとりとしてこの山に入ったりはしない。

春はツツジが花を咲かせ、秋は紅葉が美しく、昔ほどじゃないが、シカや野生のサルなどの動物にも遭える。

クマにも何度か遭遇しているし、冬場の寝床もつきとめた。万が一に備えてクマ避けスプレーを携行しているのだが、今のところ、そいつとは喧嘩をすることもなく、どうやら同じ縄張りを共有できる関係が維持できそうだ。

私独自の健康法であるこの山歩きは、もっぱら仕事が一段落した夕刻の習慣となっている。冬場はまれにハンターが入るため、日没寸前の入山となるが、ふだんはなるべく明るいうちに足を運んでいる。

ここへひんぱんに通うようになって健康状態は明らかに向上している。

高いときは160以上あった血圧が120前後まで下がったのは、断酒に加えて、日頃の山歩きの効果であることは間違いない。

数年前から夜間頻尿になり、夜中に何度かトイレに起きていた。

多いときはひと晩で数回、トイレに入った。

人は起きているとき、重力の関係で体内の水分が下半身に下がって、ふくらはぎがむくむ。それが夜に横になって眠っているとき、その水分が心臓に戻り、余分な水を排出しようと腎臓が働くことで尿量が増える。老化現象で膀胱の括約筋が弱くなっていたり、前立腺肥大などがあれば、さらにトイレの回数が増える。

それを防ぐためには、下半身の筋肉――とりわけ体の中でも大きい大腿《だいたい》四《し》頭筋《とうきん》とハムストリングスを鍛えればいいといわれた。そうすることで、足の大きな筋肉に心臓に次ぐ第二のポンプとしての役割をさせ、就寝前に水分を含んだ血液を下半身から心臓に戻せるそうだ。

おかげで近頃は、夜中に尿意で目覚めることがほとんどなくなった。

さらに付け加えると、作家にとって山歩きとは小説のネタの宝庫でもある。

もちろん、そこで見聞きしたことを山岳小説の自然の描写に反映させるわけだが、そればかりではなく、全身の血行が良くなり、脳の血流も良くなるためか、頻繁にアイデアが浮かぶのである。

山歩きはとにかく楽しい。いろいろな木や草や花があり、野鳥が見られ、また当然のことながら野生動物もいる。シカ、イノシシ、サル……もちろん、ときどきクマにも遭える。

クマ以外の危険もある。

とくに冬場、マイナス気温で斜面の雪が凍結しているときなど、アイゼン、少なくともチェーンスパイクを靴底に取り付けなければ滑落してしまう。そんなスリルがなんともいえない。

幸運なことに、我が家から歩いて行ける場所にこの山がある。

もしも、車に乗って出かけないとアプローチできないような遠い場所にあれば、いくら健康に良くたって、じきに飽きてしまったに違いない。

たまたまとはいえ、こんな環境に終《つい》の棲家《すみか》を建てたことは素晴らしいめぐり合わせだったと思う。


最後にちょっと、めぐり合わせの話。

ここでいう〝めぐり合わせ〟とは偶然や奇跡のことではない。

そもそも自分のまわりに、目に見えないかたちでいつも存在するものだと思っている。幸運も不運も、人の一生はこのめぐり合わせの連続で成り立っている。絶え間ない努力が報われることもたくさんあるが、そうした自分の意思や力と関係なく、この世には運命的な万有引力のようなものがあって、人と人とが引き合わされたり、離れたり、新しい経験に出会ったりする。

少し前に〈引き寄せの法則〉というのが流行《はや》った。正直、スピリチュアル系の匂いを感じて当時はあまり興味を持たなかったのだが、たしかに今は自分が目に見えない何かに操られたり、守られたりしていると漠然と感じるようになった。

それは断酒がもたらした脳内の意識変革が関係していると思う。

いや、そもそも私が断酒という人生最大の選択をしたこともまた、実はめぐり合わせのひとつではなかったか。

酒を呑んでいた頃は、たしかに底抜けに楽しかった。

ただし、その楽しさはあくまでも刹那的であり、けっして幸福につながるものではなかった。アルコールが脳内にドーパミンを分泌させ、一時的な快楽を作り出し、理性を麻痺させていたように、飲酒による歓びは、やがてうたかたのように唐突に弾けて消え去る。そうして重苦しい後悔が背中を這い上がってくる。それが依存症の実態であった。

だからあの日の朝、それまでの飲酒人生に嫌気が差し、自棄《じき》気味になって宣言した。

以来、ほぼ四年。ずっと酒のない人生が続いている。達成率三割といわれるにもかかわらず、一度も《スリップ》することなく自分がその成功例の中に入っている。

もしもあのとき、断酒を宣言しなかったら、きっと私は今も呑んでいた。そうして重篤な肝臓の疾患にかかっていたかもしれない。

そう考えると、まさにギリギリのところ――ポイント・オブ・ノーリターン寸前で、二度と這い上がれない急斜面を滑り落ちることを防げたのではないだろうか。

たしかに断酒を宣言したのは私自身だが、そうするように仕向けた存在があったとしたら？

そんなことを考える。

ヴィム・ヴェンダース監督の有名な映画『ベルリン・天使の詩』みたいに、目に見えない天使がそっと耳元でささやいたのではないかと、ふと想像したりする。

さもなければ、とことんルーズな性格だったはずの私が、こんなふうに断酒を続けていられるはずがない。

いっとくが、私は基本的に無神論者である。例外は山の神様とうちのカミさん（どちらも女の姿をしている）だが、日本人一般の習慣として、毎朝、仏壇と神棚には手を合わせている。

ただし、神様仏様に願掛けをしてはいけないという。

たとえば自分がどこかの会社の社長だとして、いつも「願い」ばかりをいってくる部下と、「感謝の言葉」をいってくる部下と、どちらを贔屓《ひいき》にしますか？　神仏だってきっと同じ。

だから私はつとめて「ありがとう」という感謝の言葉を伝える。

子供たちふたりが元気に成長し、家族があり、毎日の仕事があって、三度の食事を美味しくいただける。五体満足、健康で、大きな病気ひとつしていない。そのことに関して深く感謝をする。

もちろん妻にも、仕事をくださる取引先にも、そして多くの友にも。

心を込めて――「ありがとう」。

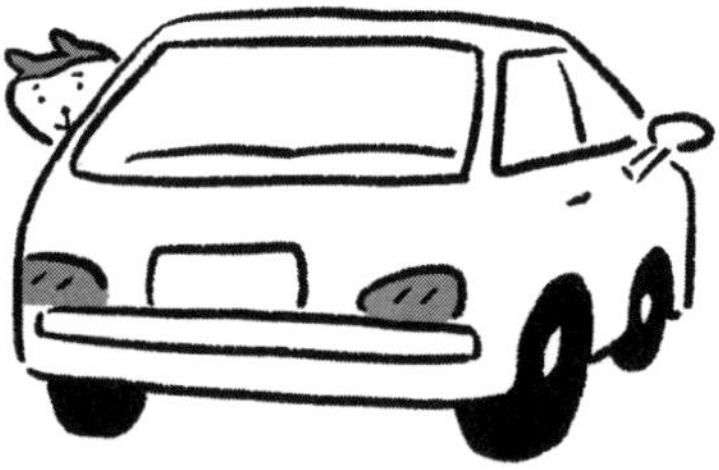

おわりに――

近年、私にとって人生の二大変革があった。

ひとつはあがり症を克服したことだ。

実は若い頃から、人前で話すことが大の苦手だった。たかが数名の前で話すだけで、緊張のあまりに我を失った。喉仏の辺りが硬直し、声がうわずり、脚がガクガクと震えた。結婚式のスピーチなんてとんでもなかった。

そんな自分がかっこ悪くて、イヤでイヤで仕方なく、どうすれば克服できるかを真剣に考えた。

あげく、恥をかくことを承知で、わざとそういう場に自分を追いやることを何度となく繰り返してきた。

気がつけば、私はすっかり変わっていた。衆人の前でいくらでもしゃべれるようになった。というか、しゃべり出すと止まらないほど饒舌になっていた。

それからというもの、あちこちで講演会を依頼され、喜んで引き受けた。聴衆の笑いをとり、「いいお話をありがとう」と、感謝までされた。

ローカルFMのパーソナリティも一年間ほど務めたし、今ではもう、おそらく武道館のステージで一万人の観衆を集めてもOKだろう（そんな話はちっとも来ないが）。

もうひとつの変革が本書のテーマ、飲酒癖である。

たしかにこれは克服だった。

まさか自分に断酒なんてできるとは思わなかったし、よくやれたと他人から褒められもした。いつも焼酎〈いいちこ〉や缶ビールなどを買っていたコンビニの、顔なじみのレジのおばちゃんにも驚かれたぐらいだ。

いろいろな人から賞賛されるうちに、だんだんと自分が偉くなったような気がして、いつしか「俺って凄い」症候群におちいっていた。

するとその感情のベクトルは周囲に向かうのである。

イチ抜～けたとばかりに、ひとり飲酒の苦境から脱してみると、まだ酒という害悪を甘受している者たちがそこらじゅうに、それも少なからずいて、彼らは自分たちがどんなに愚かな行為をしているかをわかっていないと苛立《いらだ》つ。

「酒は百薬の長だ」とか「少量の酒はむしろ健康にいいんだ」などといいながら、美味しそうにビールをあおり、ウイスキーをあおっている周囲の人たちを見て、なんと愚かなことだとあきれ、説得にかかり、あるいは説教に走ってしまう。

当然、相手は鼻白《はなじら》んでこちらの顔を見る。一方的に持論を押しつけられるほど不愉快なことはないからだ。

断酒を続けて自己肯定感が高まった私にとって、もはや酒は絶対悪であった。断酒こそは、酒をたしなんできた者がたどるべき、ゆいいつ絶対の道だと思った。その理屈を補強するために節酒、断酒に関する本をさんざん読み、ネットを閲覧《えつらん》し、動画を観てきた。

私はすっかり〝断酒原理主義者〟となっていた。

酒は長い歴史の中で人とともにあり、人を堕落させ、魂を奪い、滅びに導く悪魔のごとき存在だ。だから酒を呑む人々を黙って嫌悪し、心の中で見下した。


山と溪谷社山岳図書出版部の担当、佐々木惣氏から本書の企画を最初にいただいたときは、こんな自分の回想記のような本を書く予定ではなかった。

酒断ちをした私が、まだ呑んでいる人たちに向かってアルコールの危険性を警告し、啓蒙し、不安を抱えた読者を飲酒地獄から脱出させ、モーゼのごとく約束の地へと導こうという、きわめて独善的な内容にしようと考えていた。

まるで〝断酒教〟の教祖にでもなった気分だった。

あれだけ浴びるほど酒を呑み、それこそ来世のぶんまで呑み尽くしたといわれるほどの呑兵衛だった自分が、何を思ったか、きっぱりと酒断ちをし、あまつさえそれを他人に強要する。

これは昔の宗教でいえば〝転び〟である。

それまで権力から弾圧されていた者が、迫害を受けて洗脳されたのち、今度は真逆の立場から弾圧する側にまわる。これぞまさに、〝転びバテレン〟ではないか。

あるいは、いじめられっ子が自分の立場が逆転したとたん、今度はいじめっ子になるあの構図と、そのときの私のあり方はよく似ていた。

一抹の健康不安を抱えながらも酒を呑む人たちは、たしかにどこか後ろめたさをひそかに抱えている。他ならぬ私自身がそうだったからわかる。その後ろめたさをごまかすべく、あるいは自分を正当化し、肯定するために、ありとあらゆる理屈を考え、いいわけを口にしては呑み続けてきた。

そんな中、「酒は毒です。やめなさい」と直球の言葉を投げても、誰にも受け止められはしない。だいたい現役の酒呑みからすると、離脱者ってのは裏切り者だから、反発されたり、開き直られたり、あるいはそっぽを向かれてそれきりになるだろう。私はこの分野の専門家ではないし、たかがひとりの小説家に過ぎないのだから。

だから、断酒のノウハウやハウトゥー本は私には書けない。

自分の過去を振り返り、酒びたりの日々を思い、人生に迷っていた時代を回想しながら、それが今の自分にどう影響し、どう関わってきたのかを頭の中でまとめつつ本書を執筆した。

これを読んでくださったあなたはどんなことを感じただろうか。

酒を断罪し、断酒を絶対的に勧める――そんなストレートな主張はなるべく避けてきたつもりだ。とはいえ、酒のない人生はやはり素晴らしい。

だから本書はイソップ寓話《ぐうわ》『北風と太陽』のような本であればいいと思っている。

私の人生はガラリと変わった。

飲酒による健康不安や後ろめたさから解放され、毎朝、気持ちよく目を覚ます。

一日の活動に張り合いが出てきたし、無駄な時間がなくなったぶん、仕事の効率も良くなった。運動も意識するようになった。何よりも自己肯定感ができたおかげで精神的に安定した。

毎日のように呑んでいたあの頃に比べると、今はまるでもうひとつの人生を生きているような気がしている。

昔は酒呑みは天国、断酒は地獄だと思っていたが、実際は逆だった。呑んでストレスを発散するつもりが、実は飲酒こそがストレスの原因だった。その証拠に、酒を呑んで人生を持ち崩した人間は星の数ほどいるが、酒をやめて、それが原因で不幸に落ちてしまったという話は聞いたことがない。

断酒には金がかからない。むしろ大きな節約になるし、これといった手続きもいらず、他人の許可も必要ない。ただシンプルに努力するだけ。とはいえ、そこには大きな苦労があることは前にも書いた通り。しかしそれを乗り越えると、自分が今まで知らなかった心の平安が待っている。

だからこれはきっと神様に与えられた特典みたいな、もうひとつの人生なのだと、私は思うことにした。

昔に比べると日本人の平均寿命は延びた。

女性は八十七歳。男性は八十一歳である。

ただし、それは生きているというだけであって、多くの老人は衰弱し、病気を抱えたり、寝たきりになったりする。自分の足で歩いて元気に生活できる状態――すなわち健康寿命でいえば、日本人は女性七十五歳、男性七十二歳である。

還暦を過ぎ、あとどれぐらい生きていられるかわからないが、この際だからとことん長生きしてやろうと思っている。

大学を出て以来、作家という個人事業主としてやってきた自分は、これまでコツコツと年金保険料を払ってきた。ところが六十五歳から受給する老齢年金は雀の涙ほどしかなく、とてもじゃないが、こんなもので生きていけるはずがない。

となれば、この先、体が動く限り働き続けていかないと老後の生計を維持できない。だからせめて平均寿命ではなく健康寿命を長く保ち、こんな国にふんだくられてきた年金の総額か、それ以上を取り戻してから死んでやらねば気がすまない。

できれば九十歳辺りで最後の登山をし、標高三一九三メートルの南アルプス北岳のてっぺんに立ちたい。

残りの人生は安らかに我が家の庭先や窓越しに山々を見上げ、そうして百歳になった頃に、静かに眠るように逝く。それが私の理想である。


かつて私は酒によって知人を何人か失っている。

阿佐ヶ谷でともに呑んでいたある漫画家はスランプにおちいって仕事ができなくなった。あげく過度の飲酒によって精神に変調をきたし、周囲に迷惑をかけ、家庭内暴力に走ったりもした。身内も友人も彼の暴走的飲酒を止めることができず、けっきょく身体を壊し、ボロボロになって死んでいった。

私の故郷で中学時代から夢を語り合い、いっしょに小説を書き、漫画を描いてきた同級生の友がいた。上京したはいいが、夢破れて帰郷し、就職と離職を繰り返しつつ、不遇の人生を送りながらついに還暦を迎えた。ようやく再会できたと思ったら、空のビール缶や酒瓶、灰皿にうずたかく積もった煙草の吸い殻、そんな狭い自室で孤独にむしばまれて朽ちるように果てていた。

私がいくら努力しても、彼らの飲酒を止めることはできなかった。けっきょくのところ、〝過去と他人は変えることができない〟のだ。

しかしながら、ようやく今になって少しわかってきた気がする。タイムマシンでもないかぎり、過去を変えることは不可能。それでも他人を少しずつ変える事ならば、もしかするとできるのではないか——。

私の子供たちふたりは、ともに成人し、酒が呑めるようになった。

娘はかつての両親を反面教師にしたようで、あまりアルコールをたしなまないが、息子はそれなりに酒を呑んでいるようだ。そんな息子がある日、いったことがある。

父のことを誇りに思う、と。

子育てに関してはほとんど妻に任せっぱなしで、たいしたこともしてやれなかった。それでも三十八年、ずっと小説家を続け、文壇の末席を汚しつつも、サブカルチャーの世界にもほんの少しだけ足跡を残した。そんな父を、黙ってちゃんと見ていてくれた。

そのことがむしょうに嬉しかった。

娘も父の生き方を理解し、共感するといってくれた。

こんなダメ親ながら、しっかり者の妻とともにふたりの成長を見守ってきた甲斐があったと思う。

二年前、上京して子供たちと会った。

渋谷の劇場で三人で映画を観たあと、私たちは中央線の電車に乗って阿佐ケ谷駅で降りた。駅前の繁華街を高架沿いに歩き、ガード下の懐かしい店〈木菟〉の袖看板の明かりが灯っているのを見つけ、暖簾をくぐった。

居酒屋〈木菟〉は今、ジェリーの奥さんがひとりで切り盛りし、彼女の人柄もあって、昔みたいに常連客が集まって繁盛している。

私が上京するとき、たまに顔を出すことはあったが、もちろんあのときのような乱痴気騒ぎはなくなり、静かで居心地のいい、大人の居酒屋になっている。

娘と息子はこの店をモデルにして書いた『武装酒場』を読んでくれていたため、前々からぜひ行ってみたいとリクエストされていたのだった。

あの頃のように古いカウンターの一角に子供たちと横並びで座った。

かつての私は、成長した娘、息子といっしょに懐かしい阿佐ヶ谷の店のカウンターに並び、親子で酒を酌み交わすのが夢だった。しかし断酒をした今となっては、それはかなわぬ願いだった。

先代店主ジェリーの遺影は相変わらず壁に飾ってあった。

昭和の雰囲気をたっぷりと残した店内の意匠を楽しみながら、子供たちは遠慮がちに酒を呑んだ。カウンター越しにジェリーの奥さんと対面し、あれこれと会話を交わす娘と息子を見つつ、私はひとり、ウーロン茶をすすった。

かつて漫画家のダンさんが、釣り師のスズキさんが、空手家のイマちゃんが座っていたカウンターの丸椅子に、今は私の子供たちが並んで座っている。

それは妙に不思議な光景だったが、たしかに子供たちといっしょに呑むという夢は、これでかなったのかもしれない。

当時の阿佐ヶ谷に棲息していたユニークな呑兵衛たちを、私はとことん愛していた。いつまでも子供のように浮かれ騒ぎながら、けっして大人になろうとしないネヴァーランドの住人のような酔っ払いたちが、たしかにここにいた。

しかし時代は変わり、私も歳を取った。

そんな中、立派に成長したふたりの子供を、こうして私の思い出の中に連れてくることができた。それがなんとも奇妙でありつつ、実に感慨深かった。

過ぎ去ったあの頃は二度と戻ってこない。

しかし、すべては私の記憶の中に大切な宝物としてしまってある。

私は煤けた〈木菟〉のカウンターに向きながら、ウーロン茶のグラスを掲げ、壁に飾られたジェリーの遺影を眺めつつ、愛しい思い出の数々に向かって、いつものように「ありがとう」と感謝の言葉をつぶやいた。

「きみがおれのアルコールだ」

──『今夜、すべてのバーで』 中島らも

初出一覧

「ゆっくりやんな。」　フライの雑誌　92号
「酒を断つ」　フライの雑誌　123号
「ウラヤマ効果」　フライの雑誌　125号
「バックパッカーだった」　フライの雑誌　121号

以上　フライの雑誌社

参考文献

『禁酒セラピー』　アレン・カー著　阪本章子訳　KKロングセラーズ
『そろそろ、お酒やめようかな　と思ったときに読む本』　垣渕洋一著　青春出版社
『アルコールで悩むあなたへ』　アルコール問題全国市民協会編　亜紀書房
『アル中地獄（クライシス）』　邦山照彦著　第三書館
『しらふで生きる　大酒飲みの決断』　町田康著　幻冬舎
『今夜、すべてのバーで』　中島らも著　講談社
『地図のない街』　風間一輝著　早川書房

樋口明雄　ひぐち・あきお

1960年山口県生まれ。明治学院大学法学部卒業。雑誌記者、フリーライターなどを経たのち、ライトノベル作家としてデビュー。2008年に上梓した『約束の地』で第27回日本冒険小説大賞と第12回大藪春彦賞をダブル受賞。2013年『ミッドナイト・ラン！』で第2回エキナカ書店大賞を受賞。『天空の犬』に始まる代表的なシリーズ〈南アルプス山岳救助隊K-9〉や、水資源問題を扱った『サイレント・ブルー』、屋久島を舞台にした『還らざる聖域』『屋久島トワイライト』などの小説のほか、近年はノンフィクション『田舎暮らし毒本』『北岳山小屋物語』なども刊行している。

装画・挿画●町田早季
ブックデザイン●天池聖（drnco.）
校正●與那嶺桂子
編集●佐々木惣（山と溪谷社）

のんではいけない

酒浸《さけびた》り作家《さっか》はどうして断酒《だんしゅ》できたのか？

2025年1月5日　初版第一刷発行

著　者　樋口明雄

発行人　川崎深雪
発行所　株式会社山と溪谷社
〒101-0051
東京都千代田区神田神保町1丁目105番地
https://www.yamakei.co.jp/

●乱丁・落丁、及び内容に関するお問合せ先
山と溪谷社自動応答サービス　電話03-6744-1900
受付時間／11時～16時（土日、祝日を除く）
メールもご利用ください。
【乱丁・落丁】service@yamakei.co.jp
【内容】info@yamakei.co.jp
●書店・取次様からのご注文先
山と溪谷社受注センター
電話　048-458-3455
ファックス　048-421-0513
●書店・取次様からのご注文以外のお問合せ先
eigyo@yamakei.co.jp

印刷・製本　株式会社シナノ

定価はカバーに表示してあります

Printed in Japan ISBN978-4-635-33083-1